毒の科学

身近にある毒から
人間がつくりだした化学物質まで

齋藤勝裕

SB Creative

著者プロフィール

齋藤勝裕（さいとう かつひろ）
1945年5月3日生まれ。1974年、東北大学大学院理学研究科博士課程修了。理学博士。現在は愛知学院大学客員教授、中京大学非常勤講師、名古屋工業大学名誉教授などを兼務。専門分野は有機化学、物理化学、光化学、超分子化学。『マンガでわかる元素118』『周期表に強くなる!』『マンガでわかる有機化学』『マンガでわかる無機化学』『カラー図解でわかる高校化学超入門』『本当はおもしろい化学反応』（サイエンス・アイ新書）ほか、著書多数。

本文デザイン・アートディレクション：株式会社 エストール

校正：壬生明子、市原達也

はじめに

　本書は毒、毒物を科学的な観点から取り上げようという趣旨で書かれたものです。

　毒は物騒で恐ろしいものです。飲めば命を失い、また、人に飲ませればその人を殺すことができます。これまでに何人の人が毒のために命を失ってきたでしょう？　毒はこの世の中に存在してはいけない物質、そのようにさえ思われます。

　しかし、そうでしょうか？　私たちは風邪をひいた、歯が痛い、お腹をコワシタといっては薬、医薬品を飲みます。薬は私たちを苦しみから救いだしてくれる、まさに「神様の恩寵」のような物質です。

　しかし、その薬とはどういうものでしょうか？　どのような薬にも適用量が定められています。大人の適用量、子供の適用量、小児の適用量、と細かく決まっています。

　ということはどういうことでしょうか？　つまり、適用量以上に飲んではいけない。その場合には薬が害をおよぼしますよ、ということをいっているのです。

　つまり、薬という化学物質は、決められた量を飲んでいれば病気や痛みを治す"医薬品"ですが、それ以上の量を飲むと、体に害をなす"毒物"になるということをいっているのです。

　毒と薬は同じものなのです。同じものを少量飲めば薬にな

りますが、大量に飲めば毒物と化してしまうのです。ギリシアの格言「量が毒を成す」という言葉がまさしくそのことを表しています。

2007年、アメリカで水飲みコンクールが行われました。そこで7.5Lの水を飲んで準優勝した28歳の女性は、家に帰ると気分が悪いといって病院に運ばれ、命を落としました。死因は「水中毒」によって脳が腫れ、呼吸コントロールができなくなったというものでした。

このように、どのような物質でも大量に摂取すれば毒になるのです。そのように考えると、毒とは「少量で人の命を奪うもの」ということになります。

それでは、「そのような毒」とはなんでしょう？　青酸カリでしょうか？　それともヒ素でしょうか？　しかし、そのようなことを問うのはほとんど無意味です。私たちの周りに毒物はたくさんあります。

というより、私たちは毒物に囲まれているのです。にもかかわらず、私たちが毒物で命を落とすことがない（たぶん？）のは、先人たちが自分の命を賭して試してくれたからにほかなりません。

春の山菜、たとえばワラビをおいしいと食べていられるのは先人の知恵のおかげです（第1章参照）。秋のキノコを楽しめるのも先人のおかげです。キノコの大部分は毒キノコだと思った方が間違いありません。そのなかから安全なものを抽出してくれたのは先人たちの犠牲のおかげです。

毒は自然界にあるものだけではありません。人間が自分で

つくりだした毒もあります（第4章参照）。医薬品のあるものはバイキンを殺すものです。これはバイキンにとっては毒以外のなにものでもありません。殺虫剤は典型です。

昆虫にとって「毒物」の物質が、人間にとってだけ「無害」というのは考えにくいことです。せいぜいが、人間にとっては「害が少ない」ということではないでしょうか？　このように、「毒は薬」であり、「薬は毒」なのです。この本質を見誤まってはいけません。

現代化学、薬学は十分すぎるほどに進歩したように思えます。つくりたいと思う化学物質はどんなものでもつくることができます。問題は、なにをつくったらよいのかわからない、ということです。

そのときにお手本になるのは「いまだにして」天然物です（第1、第2章参照）。天然物のなかでも、「少量」で「大きな影響」を与えるのは「毒物」なのです。そのようなことで、イモガイが注目されているというのは本書で見るとおりです。

本書はこのような毒物の魅力、影響を、多くのみなさんに楽しんでいただけるように、写真、イラスト、解説図を多用してつくったものです。毒の魅力と機能を楽しんでいただけたらうれしいことと思います。

最後に、本書作成に際して渾身のお力を注いでくださったSBクリエイティブの編集長、益田賢治氏に満身の謝意をお捧げします。

2016年1月　齋藤勝裕

CONTENTS

はじめに ……………………………………………………………… 3

序章　人間にとって毒とはなにか ……………………… 9

01　毒と薬はなにが違うのか ……………………………… 10
02　人間の体のつくりから考える毒の効き方 …………… 12
03　ある種の生物は平気なのに人間だと死に至るわけ … 14
04　致死量はどうやって決めるのか ……………………… 16
05　毒のランキング ………………………………………… 18
06　科学の発展が毒をいかに増やしたか ………………… 20

第1章　植物・キノコ由来の毒 ………………………… 23

01　トリカブト ……………………………………………… 24
02　トウゴマ ………………………………………………… 26
03　ドクニンジン …………………………………………… 28
04　ヒガンバナ ……………………………………………… 30
05　ジャガイモ、ワラビ …………………………………… 32
06　スイセン、イヌサフラン、スズラン ………………… 34
07　ドクゼリ、ドクウツギ、朝鮮アサガオ ……………… 36
08　青梅、アジサイ、キョウチクトウ …………………… 38
09　ハシリドコロ、ジギタリス、クワズイモ …………… 40
10　カエンタケ、ドクササコ ……………………………… 42
11　ドクツルタケ、クサウラベニタケ、ツキヨタケ …… 44
12　ヒトヨタケ、ニガクリタケ、スギヒラタケ ………… 46
13　カビ毒 …………………………………………………… 48

第2章　魚・貝がつくりだす毒 ………………………… 51

01　フグ毒 …………………………………………………… 52
02　サンゴ礁に棲む魚の毒 ………………………………… 54
03　淡水魚のもつ毒 ………………………………………… 56
04　棘毒 ……………………………………………………… 58
05　貝毒 ……………………………………………………… 60
06　イモガイ ………………………………………………… 62
07　タコ・イカの毒 ………………………………………… 64
08　クラゲの毒 ……………………………………………… 66
09　刺胞動物の毒 …………………………………………… 68
10　棘皮動物の毒 …………………………………………… 70

第3章　動物がつくりだす毒 ···· 73

01	ボツリヌス菌 ···· 74
02	破傷風菌 ···· 76
03	ガラガラヘビ、コブラ ···· 78
04	マムシ、ハブ、ヤマカガシ ···· 80
05	ウミヘビ ···· 82
06	ヒキガエル、ヤドクガエル ···· 84
07	イモリ、ヤモリ、トカゲ、カナヘビの毒 ···· 86
08	毒鳥 ···· 88
09	毒哺乳類 ···· 90
10	毒昆虫類 ···· 92
11	毒節足動物 ···· 94

第4章　人間がつくりだした毒 ···· 97

01	青酸カリ ···· 98
02	亜ヒ酸 ···· 100
03	重金属 ···· 102
04	PCB、ダイオキシン ···· 104
05	ホスゲン、硫化水素 ···· 106
06	塩素ガス、フッ化水素 ···· 108
07	サリン、ソマン、VX ···· 110
08	殺菌剤、土壌殺菌剤 ···· 112
09	除草剤 ···· 114
10	塩素系殺虫剤 ···· 116
11	有機リン系殺虫剤、カーバメート系殺虫剤 ···· 118
12	ネオニコチノイド系殺虫剤 ···· 120
13	人工甘味料 ···· 122
14	シンナー ···· 124
15	タバコ、大麻 ···· 126
16	エタノール、メタノール ···· 128
17	麻薬 ···· 130
18	覚せい剤 ···· 132
19	危険ドラッグ ···· 134
20	放射性物質 ···· 136
21	SOx、NOx ···· 138
22	フロン ···· 140

SB Creative

CONTENTS

第5章　毒物の事故と事件 ································· 143

01	ナポレオン暗殺 ·································	144
02	ローマ教皇の毒 ·································	146
03	ローマ皇帝の毒 ·································	148
04	中国皇帝の毒 ·································	150
05	大仏様の毒 ·································	152
06	白粉の毒 ·································	154
07	ラジウムガール ·································	156
08	帝銀事件 ·································	158
09	森永粉ミルク事件 ·································	160
10	名張毒毒ブドウ酒 ·································	162
11	リシン暗殺事件 ·································	164
12	ポロニウム暗殺事件 ·································	166
13	パラコート連続殺人事件 ·································	168
14	沖縄トリカブト殺人事件 ·································	170
15	和歌山毒カレー事件 ·································	172
16	タリウム事件 ·································	174
17	アスベスト発ガン事件 ·································	176
18	毒入り輸入餃子事件 ·································	178
19	メラミン入り粉ミルク事件 ·································	180
20	有機塩素化合物発ガン事件 ·································	182
21	パーティー気体事件 ·································	184
22	フッ化水素事件 ·································	186

参考文献 ································· 188
索引 ································· 189

序章

人間にとって毒とはなにか

人の命を簡単に奪う恐ろしい毒であっても、人間以外の生物にとって毒でないものがあります。また人間にとって毒であっても、服用量を調整して薬として使われるものは数多くあるのです。この章ではまず、人間にとっての毒とはなにか、毒と薬はなにが違うのかなどから解説していきます

01 | 毒と薬はなにが違うのか

　毒とは人を殺すものです。薬とは病気やケガを治して人を生かすものです。「殺すもの」と「生かすもの」。これくらい違うものはないでしょう。

　でも昔から「毒と薬はさじかげん」といいます。量によって毒になったり、薬になったりするという意味です。正解は「毒と薬は"ほとんど"同じもの」ということです。"ほとんど"というのは、毒にしかならないものもあるからです。しかし、多くの毒は薬になりますし、多くの薬は毒になります。

　ギリシアの格言に「量が毒をなす」という言葉があります。大量に食べればなんだって毒になる、という意味です。2007年、アメリカで水飲みコンクールがあり、準優勝した女性が家に帰ってから亡くなりました。医師の診断では「水中毒」だったそうです。飲まなければ死んでしまうほど体に大切な水も、量を超えれば命を奪う毒になるというよい例です。

　どんな薬でも服用量が決められています。その量を超えたら副作用がでて、場合によっては命にかかわるということです。毒草のトリカブトに含まれるアコニチンという物質は猛毒として知られていますが、漢方薬では強心剤として用います。ニトログリセリンは狭心症の特効薬として知られていますが、ダイナマイトの原料です。たくさん飲んだら爆発してしまうのではないでしょうか？

　表は、毒の程度と経口致死量を表したものです。これからわかるように、**毒とは「少量で人の命を奪うもの」**なのです。それに対して、**薬は「少量で人の命を助けるもの」**ということになるで

しょう。大量で人の命を助け、延ばすものではただの食物になってしまいます。

　最近は、少なくとも研究者は毒＝薬と思っています。天然物に含まれる毒は、大量に摂るから毒になるのであり、少量だけ摂れば薬になる可能性が高いのです。イモガイという貝は、種類全体で300種類くらいの毒物をもつ「毒の宝庫」といわれる貝ですが、研究者は「薬の宝庫」と考えています。

ヒトに対する経口致死量（/kg）	
無毒	15gより多量
僅少	5〜15g
比較的強力	0.5〜5g
非常に強力	50〜500mg
猛毒	5〜50mg
超猛毒	5mgより少量

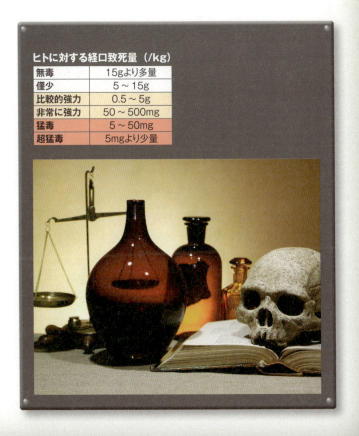

02 人間の体のつくりから考える毒の効き方

　毒にはいろいろな種類があり、その種類によって効き方が違います。代表的なものを見てみましょう。

A：呼吸毒

　呼吸を妨げる毒です。**青酸カリ**や**一酸化炭素**がこのような毒です。しかし、呼吸を妨げるといっても、息をできなくするわけではありません。細胞に酸素が行くのを妨げるのです。

　肺で吸った酸素は、血液中のヘモグロビンに入っている鉄に結合して細胞へ運ばれ、そこで細胞に渡されます。ところが呼吸毒はこの鉄に不可逆的に結合してしまうのです。そのため酸素が鉄に結びつくことができなくなり、酸素が細胞に行けなくなるのです。

B：神経毒

　神経細胞の情報伝達を妨げて、内臓や筋肉の動きを異常にする毒で2種類あります。

　脳と筋肉を結ぶ神経細胞は、何個もの神経細胞がリレーをして情報を伝達します。神経細胞は長い細胞ですが、細胞内の情報伝達はナトリウムイオンNa^+とカリウムイオンK^+によって行われます。すなわち、神経細胞の軸索に空いたチャネルという孔を通じてこれらのイオンが出入りし、それが細胞の電位を変化させ、情報になるのです。つまり電話連絡のようなものです。このチャネルの開閉を阻害するのがフグ毒の**テトロドトキシン**や、トリカブト毒の**アコニチン**です。

　一方、神経細胞間の伝達は神経伝達物質のやり取りによって行われます。情報が軸索末端に達すると、そこからアセチルコリ

ンなどの情報伝達物質が放出され、次の細胞の樹状突起に結合することによって情報が伝達されるのです。つまり手紙による連絡のようなものです。しかし、結合したままではその神経細胞は興奮したままです。もとに戻る必要があります。そこで酵素が働いて神経伝達物質を分解します。この酵素の働きを阻害するのが**サリン**や**VX**などの毒物なのです。

　また、**アトロピン**という毒物は自分自身が樹状突起に結合して、伝達物質が結合するのを妨げる毒です。そのため、アトロピンはサリン中毒の解毒剤として使われます。毒が毒を制するのです。

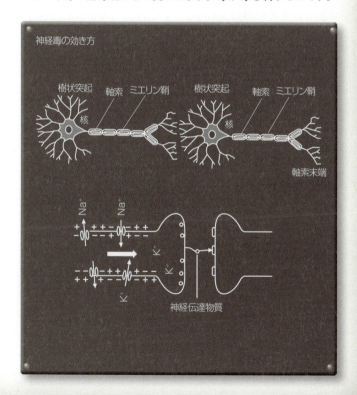

03 ある種の生物は平気なのに 人間だと死に至るわけ

フグはフグ毒である**テトロドトキシン**を自分でつくるのではありません。テトロドトキシンを含むエサを食べて、その毒を自分の体の中に溜め込んでいるのです。これは、人間が食べたら命を落とすテトロドトキシンは、フグにとっては無毒であるということを意味します。なぜこのようなことが起こるのでしょう？

毒の機構がいくつもあるように、この問いに対する答えも機構の数だけ考えられることになります。上のテトロドトキシンに対する答えは、次のように考えられます。

すなわち、人間の神経細胞にしろ、フグの神経細胞にしろ、その情報伝達機構はほぼ同じであり、前項で見たとおりです。ただし、カリウムイオンやナトリウムイオンの出入りする孔、チャネルの構造が、哺乳類とフグでは異なります。そのため、人間の神経細胞のチャネルは開閉を阻害されるのに、フグの場合は影響がないのです。

さらにフグの血液中にはテトロドトキシンと結合するタンパク質があり、これはテトロドトキシンの働きを阻害することが知られています。このように、フグの場合には二重にガードされているので、テトロドトキシンに抵抗力があるのです。

血液毒の場合、血液運搬に鉄を用いない動物には、人間に対する血液毒の効果が異なることが考えられます。たとえば軟体動物は鉄を含むヘモグロビンではなく、銅を含むヘモシアニンによって呼吸活動を行っています。このような動物は呼吸毒に対する抵抗が人間とは違ってくることが予想されます。

生物は酵素の化学作用によって生命活動を行っていますが、こ

序章　人間にとって毒とはなにか

の酵素は動物の種類によって異なります。しかも酵素は識別能力が高く、ある化学物質とは反応しても、ほかの化学物質とはまったく反応しません。「鍵と鍵穴の関係」とよくいわれるものです。これも、ある毒に対して人間の酵素は反応するので害となっても、ほかの動物の酵素は反応しないので無害、ということになります。

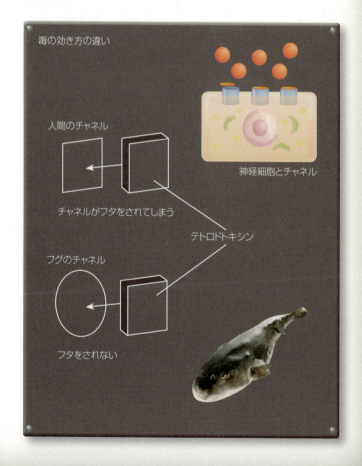

毒の効き方の違い

04 致死量はどうやって決めるのか

　毒には強い毒と弱い毒があります。強い毒は少量で命を奪うのに、弱い毒はたくさん飲まないと命はなくなりません。命を落とすために必要な最小量を致死量といいます。

　そうはいっても致死量にもいろいろあります。毒を飲む場合と、注射する場合では致死量が異なります。毒を飲んだ場合の致死量を経口致死量といいます。

　たとえば、毒として有名な**青酸カリ**（正式名：**シアン化カリウム**）の経口致死量は150〜300mgといわれています。このような量をどうやって計ったのか？については、事故の例の積み重ねとしかいえないでしょう。

　しかし、毒に対する感受性は個人差があります。そのときの健康状態にもよるでしょう。そこで、もう少し化学的な測定法はないものかということから考案されたのが半数致死量**LD_{50}**という指標です。

　これは、多くの検体（マウスやハムスター）を用意して、全検体に少しずつ毒を飲ませ、その量を徐々に増やしてゆきます。量が少ない間は死ぬ検体はでてきませんが、量が増えるにつれて死ぬ検体が増え、ある量で、全検体の50％が死ぬことになります。この量をLD_{50}というのです。LD_{50}は体重1kgあたりで表示されるので、体重60kgの人はLD_{50}を60倍することが必要です。

　LD_{50}は、これだけの量を飲むと、命を落とす確率が50％であるいうことを示す数値です。これだけ飲んだら死ぬ、という量ではありませんし、まして、ここまでは飲んでもだいじょうぶ、などという量でもありません。

しかも、動物の毒に対する感受性は種類ごとに差があります。もしかしたら、検体よりも人間のほうが感受性が高いかもしれません。その場合は、LD$_{50}$を飲んだ人間は全員命を落とすことにもなりかねません。

青酸カリのLD$_{50}$は10mg/kgです。60kgの人間なら600mg飲むと50%の確率で死ぬことになります。先ほどの経口致死量とで差があります。これが動物の種による違いなのです。

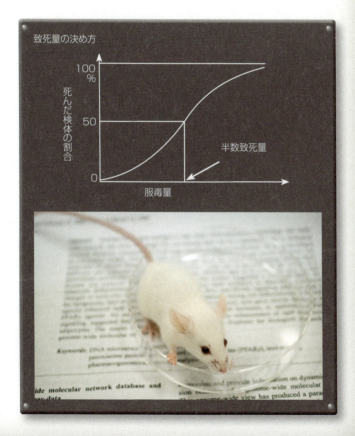

05 | 毒のランキング

　表はいろいろの毒をそのLD$_{50}$の順、すなわち強さの順に並べたものです。いわば毒のランキングです。重さの単位はμg（マイクログラム）で1gの100万分の1です。

　最強の2つ、**ボツリヌストキシン**は食中毒で有名なボツリヌス菌のだす毒であり、**テタヌストキシン**は破傷風菌のだす毒であり、ともに微生物のつくる毒です。次に強いのは**リシン**であり、これはヒマシ油を取る植物、トウゴマの種子に含まれる毒です。花をつける植物（ケシ科植物）のつくる毒としては最強といわれます。

　パリトキシンと**テトロドトキシン**は魚に含まれますが、ともに実際の生産者は魚ではなく、藻類やプランクトンなどの微生物です。**VX**、**ダイオキシン**、**サリン**は自然界にはない物質であり、人間がつくりだした毒です。青酸カリも合成毒です。

　青酸カリはサスペンスであまりに有名な毒ですが、その強さをタバコの**ニコチン**と比べてください。ニコチンのほうがLD$_{50}$が少ないのです。つまり、ニコチンのほうが強い毒なのです。昔は紙巻煙草3本で大人1人を殺せるといったものです。現在のタバコはニコチンやタールを抑えていますからそれほどでもないでしょうが、タバコは毒物なのです。

　酢酸タリウムは最近、ニュースによく登場する毒です。殺人事件にも登場します。タリウムは1861年に発見された新しい金属元素です。ヨーロッパでは、昔の暗殺にはヒ素が用いられましたが、タリウム発見以降はもっぱらタリウムが用いられたといいます。それだけ、バレニクイのです。

　ところで、トキシンという語がよくでてきますが、これは生物

序章　人間にとって毒とはなにか

が分泌する毒のことをいいます。すなわち、一般の毒ポイズンの部分群です。

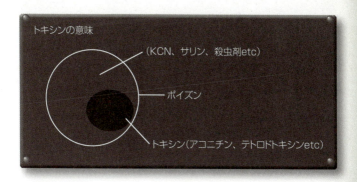

トキシンの意味
（KCN、サリン、殺虫剤etc）
ポイズン
トキシン（アコニチン、テトロドトキシンetc）

毒のランキング

	名称	致死量LD$_{50}$(mg/kg)	由来
1	ボツリヌストキシン	0.0003	微生物
2	破傷風トキシン（テタヌストキシン）	0.002	微生物
3	リシン	0.1	植物（トウゴマ）
4	パリトキシン	0.5	微生物
5	バトラコトキシン	2	動物（ヤドクガエル）
6	テトロドトキシン（TTX）	10	動物（フグ）/微生物
7	VX	15	化学合成
8	ダイオキシン	22	化学合成
9	d-ツボクラリン（d-Tc）	30	植物（クラーレ）
10	ウミヘビ毒	100	動物（ウミヘビ）
11	アコニチン	120	植物（トリカブト）
12	アマニチン	400	菌類（キノコ）
13	サリン	420	化学合成
14	コブラ毒	500	動物（コブラ）
15	フィゾスチグミン	640	植物（カラバル豆）
16	ストリキニーネ	960	植物（馬銭子）
17	ヒ素（As$_2$O$_3$）	1,430	鉱物
18	ニコチン	7,000	植物（タバコ）
19	シアン化カリウム（青酸カリ）	10,000	化学合成KCN
20	ショウコウ	29,000（LD$_0$）	鉱物Hg$_2$Cl$_2$
21	酢酸タリウム	35,200	鉱物CH$_3$CO$_2$Tl

※『図解雑学 毒の化学』船山信次（ナツメ社、2003年）を一部改変

06 科学の発展が 毒をいかに増やしたか

　毒は化学物質です。科学は自然界を探求する研究分野です。科学の探求が進めば進むほど、これまでに知られていなかった物質が明らかになります。

　当然、いままで知られていなかった毒も白日の下にあばきだされることになります。先にでたイモガイはまさしくその例でしょう。しかも、これは現在進行形の例です。前項で見たタリウムもそうです。1861年までは、このような「元素」があるなんて誰も知らなかったのです。

　科学が発展すればするほど、いままでどこかにヒッソリと隠れていた毒物が明らかになるのです。そのうち、どこかの「星」からトンデモナイ毒物が見つかるなどということが起きないともかぎりません。

　科学のなかでも、化学は「創造の学問」です。化学はこれまで宇宙に存在しなかった物質を「創造」できるのです。周期表を見てください。原子番号118までの元素が記載されています。しかし自然界に存在するのは92までです。それ以上の元素は人間が創りだしたものなのです。

　サリン、VXなどという毒"分子"は自然界には存在しません。人間が創りだした毒なのです。青酸カリだってそうです。人間が自分の役に立てようと思って創りだした人工分子なのです。確かに青酸カリは電気メッキや金の採掘に偉大な力を発揮しました。しかし思いがけない能力ももっていました。それが毒としての能力だったのです。

　そのような例は枚挙にいとまがありません。ほとんどすべての

序章　人間にとって毒とはなにか

殺虫剤、殺菌剤、除草剤はそのようなものです。自然界には存在しません。そして人類の役に立ちます。しかしその役立ちようは毒としてなのです。人類の役に立とうと思って誕生したのに、そのためには毒にならなければならなかった、という分子の運命には同情を禁じえません。

しかし、化学、科学の進歩発展は必然的に危険物、毒物を産んでいるのです。たぶん、これからも新しい毒物は誕生し続けることでしょう。大切なことは、そのような毒物の危険性を認識し、その毒性が人間に害をおよぼすことのないように隔離、監視する、人間の側の叡智でしょう。

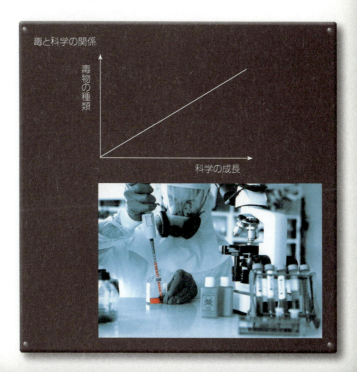

毒

第1章

植物・キノコ由来の毒

たびたび報道される食中毒のニュース。これらの多くは、ある種の植物やキノコを食べた結果引き起こされたものです。そのなかにはジャガイモやワラビなど、私たちになじみの深い野菜や山菜も含まれています。ここでは日本で多くの被害者をだす、植物やキノコ由来の毒について見ていきましょう。

01 トリカブト

　トリカブトは高さ1mほどの宿根草です。秋に紫色の美しい花をつけます。その形が昔の帽子である烏帽子、兜に似ていることから、鳥の兜であるということでトリカブトと名づけられたといいます。葉は手の平のように深く切れ込んだ、特徴的な形です。

　トリカブトの根はショウガのような塊根であり、毎年、小さな塊がつき、それが成長していきます。そのため附子（ぶし、ぶす）ともいいます。九州から北海道まで、日本中至るところで自生しています。富士山麓は特に多いので富士山（附子山）という名前がついたという話さえあります。また、トリカブトで中毒すると顔の表情がなくなり、不美人に見えることからそのような人をブスと呼ぶようになったとか、いろいろな話があります。

　トリカブトは美しい花なので園芸用としても市販されています。しかし、毒性はそのままですので、注意して扱うべきです。トリカブトは花粉から根まですべての部分に毒があります。そのため、蜂蜜採集業者は神経を尖らせるといいます。

　トリカブトの毒はアコニチンという分子です。毒の機構としては神経細胞にあるナトリウムチャネルを開くというものです。摂取後20分ほどで唾液がでるなどの症状が現れ、やがて血圧低下、呼吸麻痺を起こし、致死量以上を摂取していた場合には2時間ほどで死に至ります。治療薬はありません。対症療法でその場を凌ぐ以外ありません。

　トリカブトには、よく似た山菜があります。ニリンソウやモミジガサです。しかし、ニリンソウは春の食べごろには葉柄に二輪の白い花がつきます。ですから、花のついていないニリンソウは

第1章　植物・キノコ由来の毒

食べないにこしたことはありません。

　トリカブトはアイヌの伝統行事、イヨマンテで小熊を弓で射殺(いころ)すときの毒でもあります。このように、狩猟民族が矢に塗る毒を矢毒といい、特に毒性が強いことで知られています。毒のない矢で尻を射られても、獲物はそのまま森に逃げ込むことでしょう。猟師の家族が飢えることになります。矢毒には、民族最強の毒が用いられます。

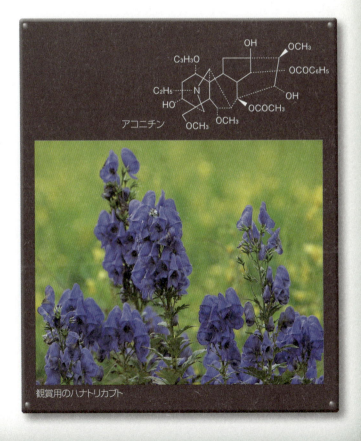

観賞用のハナトリカブト

02 | トウゴマ

　毒には**世界五大毒**といわれるものがあります。ボツリヌストキ
シン、テタヌストキシン、ジフテリアトキシン、グラミシジン、リ
シンです。最初の2つは毒のグランプリ表で見たものです。ジフ
テリアトキシンはジフテリア菌、グラミシジンは土壌細菌のだす
毒であり、要するにこの4つは細菌のだす毒です。

　しかし、5番目の**リシン**はレッキとした植物の毒です。リシン
はトウゴマという植物の種子から取れる毒です。トウゴマには高
さ1mから20mくらいまでいろいろな種類がありますが、いずれ
も美しい花をつけ、生け花にも使われます。種子は回転楕円形
で長径1cmほどですが、これまた模様入りの美しいものです。

　種子の重量の50〜60%が油であり、これを絞ったものがヒマ
シ油です。ヒマシ油は世界中で年間100万トンが生産されるとい
いますから大変な量です。下剤など医薬品用から機械油まで多
くの用途に使われる重要な産物です。ところが、この種子にリシ
ンが含まれているのです。

　それではヒマシ油はだいじょうぶか？　と心配になりますが、た
ぶんだいじょうぶでしょう。というのは、ヒマシ油を取るときに
は種子を加熱しますが、リシンの毒はタンパク質ですから、この
熱で変性して毒性を失っているはずです。

　しかしなかには加熱が不十分なものも混じっているかもしれま
せん。ということでヒマシ油は、妊婦さんは使ってはいけないと
いうことになるのです。まして生の種子を齧ったりしたら、とん
でもないことになります。とにかく厳重注意の植物です。

　リシンはヌンチャクのように2個の桿状系の部分がひもでつな

がったような形をしています。これが細胞に出合うと、桿状体の片方が細胞膜に留まり、もう片方が細胞内に入ってRNAを破壊し、細胞のタンパク質合成を阻害します。その結果、リシン1分子が細胞1個を殺してしまうというから、大変な毒です。

リシンは暗殺に使われたことで有名ですが、それは第5章で見ることにしましょう。

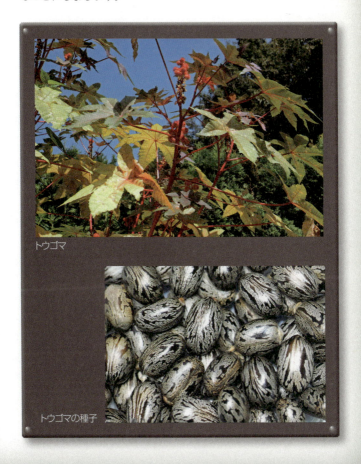

トウゴマ

トウゴマの種子

03 ドクニンジン

　ドクニンジンはギリシア時代の有名な哲学者ソクラテスが飲んだ（飲まされた）毒として有名です。

　詳細はソクラテスの弟子であるプラトンが書いた『パイドン』にありますが、ソクラテスは若い者を邪宗に導いたという冤罪で死刑を宣告されました、その処刑法がドクニンジンの汁を飲むというものでした。実際にはドクニンジンの汁とアヘンを混ぜたものだったようです。

　ソクラテスは弟子たちの見守るなかで、カウチ（寝イス）に横になって刑吏から渡されたドクニンジンを飲み干します。その後も弟子たちと会話を続けます。足がしびれてきたといい、やがてしびれが膝まできたといい、腰がしびれたといったころから口数が少なくなり、そのまま息を引き取ったといいます。

　ドクニンジンは高さ 1.5 ～ 2.5m ほどになる植物で、白くて小さい花が密集して咲きます。日本にはなかった植物ですが、外来種として北海道では自生しています。茎をつぶすとかびくさいようなイヤなにおいを放つといいますから、そのジュースはかなり飲みにくいものでしょう。

　ドクニンジンの毒成分は**コニイン**といいます。ヒトに対する致死量は 60 ～ 150mg ですから、青酸カリより強い毒といえるでしょう。消化管から吸収されやすいため、症状は急速に起こり、中毒を起こしてから 30 分～ 1 時間で死に至るといいます。

　コニインの分子構造はタバコの**ニコチン**とよく似ています。そのため作用もニコチンと似ています。すなわち、摂取すると、初めは中枢神経を興奮させますが、その後、中枢神経を抑制します。

第1章　植物・キノコ由来の毒

そして、ソクラテスの症状のように運動神経の末梢から麻痺が進んでいきます。

　症状は、気分が悪くなり、吐き気がし、瞳孔が拡散したあと、手足末端がマヒし、痙攣が起こり、やがて呼吸筋が麻痺して呼吸障害によって命を失うというものです。なお、意識は最期まで正常に保たれているといいます。

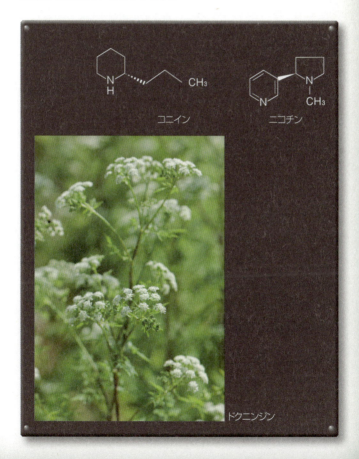

ドクニンジン

04 ヒガンバナ

ヒガンバナは名前で損をしているようです。曼珠沙華という華麗な名前をもちながら、その一方で幽霊花や死人花とかいう、あまりぞっとしない名前がついています。

これもみな、ヒガンバナの根に毒があるからでしょう。ヒガンバナは種子で増えるのではなく、もっぱら球根で増えます。ですから、基本的に人間が意識的に植えつけないと繁殖しません。

昔は墓地や田んぼの畔に群生し、秋になると野原を真っ赤に染めました。それまではなにも無いくせに、秋になると急に細い茎を伸ばして蕾をつけ、真っ赤な花をつけるのも、不気味といえば不気味といえるかもしれません。

ヒガンバナが田んぼのあぜ道に多いのはモグラよけです。モグラは畔に孔を開けて田んぼの水を流出させます。そこで毒のあるヒガンバナの球根を埋めてモグラよけにしたのです。墓地に多いのも同様です。大切な人の遺骸を土葬したのに、動物に荒らされてはいけません。そこでヒガンバナの球根で守ったのです。

ヒガンバナは江戸時代には救荒作物でした。これはふだんは食べないけれど、飢饉の際には食べて飢えを凌ぐというものです。ヒガンバナの球根は毒をもっていますが、この毒は水溶性です。ですから、入念に水洗いをすれば食べることも可能なのです。

ヒガンバナはこのように、人間の悲しみに寄り添ってきた花です。もう少し大切にしてあげたいものです。

ヒガンバナの毒素は**リコリン**といいます。分子構造に窒素原子Nを含んでいます。このようなものを一般にアルカロイドといいます。

リコリンの経口致死量は30mg/kgといいます。体重60kgの人だと2g弱です。それほど強い毒ではないといえるでしょう。生の球根中に含まれる量は0.5mg/gといいますから、2gを摂ろうとしたら、相当量の球根を食べないといけないようです。

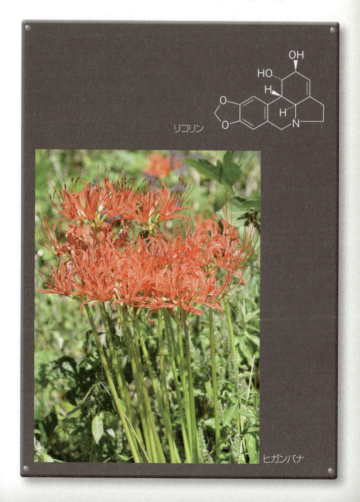

リコリン

ヒガンバナ

05 ジャガイモ、ワラビ

　なにげなく食べる食物が実は有毒植物だった、ということがあります。ジャガイモとワラビはそのような例です。

A：ジャガイモ

　ジャガイモの毒はイモ本体には少なく、イモから芽がでるとき、その芽に含まれます。ですから、芽の部分を切り取って食べなければなりません。原子炉でつくるコバルトという金属の同位体、コバルト60が放射するβ線を照射すると、ジャガイモの芽がでなくなるので、そのような処理をしたものもあります。しかし、若い小さなイモには、イモ本体にもかなりな量の毒が含まれています。

　ジャガイモの毒は**ソラニン**といいます。成人で200〜400mgを摂取すると中毒になるといいます。症状は嘔吐、下痢などですが、大量に摂取すると昏睡のあと、死に至ることもあるといいます。市販ジャガイモのソラニン含有量は皮部で100gで平均約50mg、可食部で約1.5mgといわれます。

B：ワラビ

　ワラビには**プタキロサイド**という毒が含まれています。放牧されている牛がワラビを食べると血尿をだして倒れるそうです。プタキロサイドにはこのような一過性の害のほか、強力な発ガン性も認められています。

　しかし私たちは平気でワラビを食べ、なにごとも起こりません。それはアクヌキのせいです。山から採ってきたワラビをそのまま食べることはありません。かならず、灰や重曹（炭酸水素ナトリウム：$NaHCO_3$）を溶かした水に一晩漬けてから食べます。

第1章　植物・キノコ由来の毒

　これらの水は塩基性（アルカリ性）です。そのため、プタキロサイドが加水分解されて無毒になるのです。これぞ民族の知恵というものでしょう。オバーチャンの知恵といわれるもののなかには迷信もあるでしょうが、このように化学的に根拠のあるものもあるのです。バカにしてはいけません。

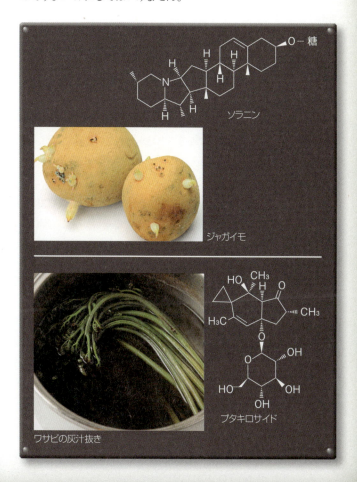

ソラニン

ジャガイモ

プタキロサイド

ワサビの灰汁抜き

06 | スイセン、イヌサフラン、スズラン

雪解けを待つようにして清楚な花をつける植物に、スイセン、スズランなどがあります。なにごとによらず清楚だからといって安心はできません。毒があります。

A：スイセン

植物体全体に、ヒガンバナの毒成分と同じ**リコリン**を含みます。スイセンの葉をニラと間違えて食べて食中毒を起こすケースがあります。また、鱗茎(根)を浅葱(あさつき)と間違えたという事件もあります。

しかし毒性は強くなく、しかも嘔吐性があるので、有毒物質が吐きだされてしまい、重症になることはあまりないようですが、注意が必要です。

B：イヌサフラン

クロッカスに似た薄紫の美しい花ですが、植物体全体に**コルヒチン**という毒を含みます。誤って摂取すると皮膚の知覚が麻痺し、重症になると呼吸麻痺で死亡します。山菜のギョウジャニンニクと間違えて食べるケースが多いのですが、鱗茎をタマネギと間違えることもあるようです。

コルヒチンのLD_{50}は0.6mgであり、毒性が強く死亡事故が何件も起きています。

コルヒチンは植物の細胞分裂に影響を与え、染色体を倍数体にする作用があるので、品種改良に使われます。また、痛風の治療薬として用いられます。

C：スズラン

清楚な花の代表のような花ですが、植物体全体に**コンバラトキシン**という毒を含みます。摂取した場合には、嘔吐、眩暈(めまい)、心不

第1章 植物・キノコ由来の毒

全、心臓麻痺などの症状を起こし、重症の場合は死に至ります。ギョウジャニンニクと間違えて食べることが多いようですが、スズランを生けておいた花瓶の水を誤って飲んだ子供が命を落とした事故もあるそうです。

　花の匂いをかいだだけでもめまいを感じることもあるそうですから、特に心臓に疾患のある人は注意したほうがよいでしょう。

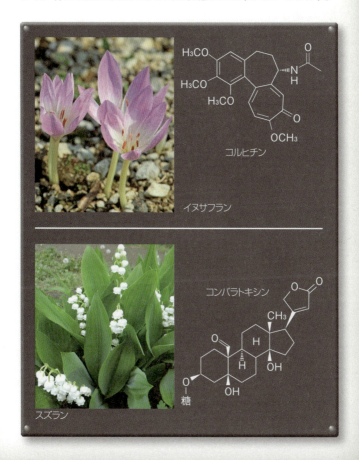

コルヒチン
イヌサフラン
コンバラトキシン
スズラン

07 ドクゼリ、ドクウツギ、朝鮮アサガオ

毒をもっているということがわかりきっている植物があります。しかし、最近ではそのような植物も、なにげないふりをして私たちの身の周りに繁茂しています。

A：ドクゼリ

セリは独特の香りと歯触りがあり、伝統的な野菜としておひたしなどで親しまれています。ところが、これとソックリ、しかも生育環境が水辺と、これまた似ているのがドクゼリです。ドクゼリはその名前のとおり毒を含みます。トリカブト、ドクウツギと並んで日本の三大毒草といわれますから、ただごとではありません。

毒は**シクトキシン**で全草に含まれます。これは皮膚からも吸収されやすく、中毒すると痙攣、呼吸困難、意識障害などを起こして死に至る場合もあります。致死量は50mg/kgとされています。

B：ドクウツギ

近畿以北から北海道の山地、河川敷、海岸の荒地などに自生する高さ1mから2mほどの植物です。4月から5月に花が咲き、直径1cmほどの赤い実をつけますが、熟すと黒紫色になり、甘くなります。そのため、昔は農村で子供が食べて死亡する事故が多かったといいます。毒成分は**コリアミルチン**です。

C：朝鮮アサガオ

毒を含む花として昔はキチガイナスビとも呼ばれました。しかしその一方、マンダラゲとも呼ばれ、日本独自の麻酔術を開発した華岡青洲の用いた成分としても有名です。最近はダチュラ、トランペットフラワーなどの名前で園芸店の人気者です。含んでいる毒成分は**スコポラミン**や**アトロピン**です。

第1章 植物・キノコ由来の毒

　スコポラミン、アトロピンはともに、神経伝達物質であるアセチルコリンの作用を阻害する神経毒として知られています。特にアトロピンは瞳孔を開く薬として眼科で使われていました。

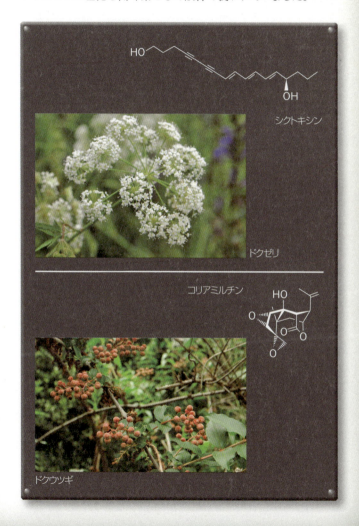

シクトキシン

ドクゼリ

コリアミルチン

ドクウツギ

08 | 青梅、アジサイ、キョウチクトウ

ここまでにでてきた植物はいわゆる草でしたが、木、木本類にも毒をもつものはあります。

A：青梅

青梅は、梅の若い実をいいます。この時期の梅の実の種子にだけ現れる毒があるのです。それが**アミグダリン**です。アミグダリンは化学的には**シアンヒドリン**といわれる物質であり、酸、胃酸などに合うと分解して青酸（シアン化水素）、要するに青酸カリの毒効成分を発生します。

そのため、青梅を食べてはいけないということになるのですが、青梅に含まれるアミグダリンは少量であり、数個食べたからといって問題にすることはないでしょう。

B：アジサイ

アジサイには毒があるといいますが、その毒成分はハッキリしないようです。しかし、中毒事例は報告されており、それによると興奮、歩行障害、痙攣、麻痺などが起こるようです。

その一方でアジサイの一種である甘茶は煎じて（抽出）飲むと甘味があり、オシャカサマの誕生日には、銅像にかけて祝います。甘いというのは生理作用があるということであり、毒性も生理作用ですから、やはりアジサイにはなにかの害毒がある可能性があります。口にしないほうが賢明でしょう。

C：キョウチクトウ

キョウチクトウは排ガスに強いなどの性質で街路樹などに用いられますが、強い毒性があるので注意が必要です。花、葉、枝、根など植物体すべてに毒があるだけでなく、周辺の土壌にまで毒

第1章　植物・キノコ由来の毒

性が広がります。生木を燃やした煙にも毒があり、腐葉土にしても1年間は毒性が残るといいます。

　中毒症状は、嘔気・嘔吐、下痢、腹痛などであり、重症になると死に至ります。毒成分は**オレアンドリン**であり、LD_{50}は0.3mg/kgですから、青酸カリの10mg/kgよりはるかに強い毒です。キョウチクトウの枝をバーベキューの串にして、死亡事故が発生した例もあります。身近な植物ですが、十分な注意が必要です。

シアンヒドリン　　　アルデヒド　　青酸(毒成分)
※正式名
：シアン化水素

アミグダリン

キョウチクトウ

オレアンドリン

09 ハシリドコロ、ジギタリス、クワズイモ

有毒植物の有名どころを紹介してきましたが、まだまだいろいろあります。

A：ハシリドコロ

四国から九州にかけて自生する多年草です。食べると興奮して走り回ることからこの名前がついたといいます。毒は**アトロピン**であり、アトロピンを含む植物としてはイタリアのベラドンナが有名です。

これはイタリア語で「美しい人」という意味です。なぜかというと、これは瞳孔を開いて瞳を大きく見せるのです。そのため、乙女は恋人に会うときに、瞳に一滴、ということになるわけです。しかし、もともとは毒物です。挿しすぎて命を落とすということもあったようです。これは眼科で用いられる薬でもあります。

B：ジギタリス

高さ2mにも達し、50cmにも達する房状の花をつける豪華な植物ですが、毒草としても有名です。毒成分は**ジギトキシン**です。これは心筋の収縮力を強めるとともに利尿作用があり、昔から薬用とされました。しかし薬として効力を現す量の2倍ほどの量を飲むと、今度は副作用として悪心、嘔吐を起こし、多量に使用すれば心臓停止による死を招くなど、安全範囲が狭いため、現在では用いられることはなくなりました。

C：クワズイモ

クワズイモ、あるいはアロカシアの名前で観葉植物として市販されています。サトイモの葉とよく似ていますが、食べることができないのでクワズイモという名前になりました。毒成分は**シュ**

ウ酸カルシウムであり、命にかかわるような重篤な中毒に至ることはありませんが、樹液が皮膚につくと炎症を起こすことがあります。

中国では、腹痛やヘルニア、あるいはヘビ毒や虫刺症の治療薬として用いられ、ベトナムでは、風邪の治療薬としても利用されるといいます。

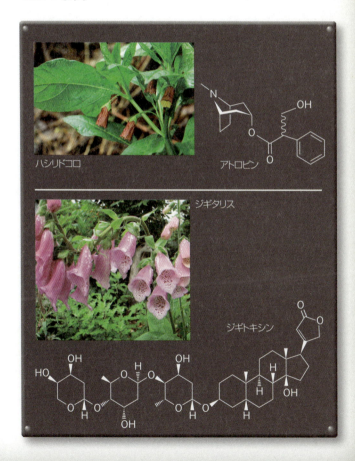

10 カエンタケ、ドクササコ

　白雪姫の毒キノコで有名なように、キノコには毒をもつものがたくさんあります。毒かどうかの判定法として、銀のカンザシを挿して黒くならなければだいじょうぶ、縦に裂ければだいじょうぶ、などといいますが、まったくの迷信です。信じたら大変です。

A：カエンタケ

　毒キノコを食べて現れる症状はいろいろありますが、表題の2つのキノコはひたすら痛いというものです。

　カエンタケは最近住宅地の近くにも発見されるものです。"火炎タケ"という名前のとおり、炎のような形であり、また赤い指のようにも見える不気味なキノコですから、食べる人はいないでしょうが、これは触っただけでも皮膚が炎症を起こして痛くなります。もちろん食べた場合には死に至ります。致死量は3gといわれています。

　内臓全般に症状が現れ、治っても小脳萎縮などの後遺症がでます。とにかく見つけても触れないことです。保険所に届けて除去してもらうことです。毒は**カビ毒（マイコトキシン）**の一種であるトリコテセン類が検出されています。

B：ドクササコ

　外見上は特色がなく、笹藪に生えるのでこの名前がつきました。痛さに関してこれにまさるキノコはないでしょう。

　その症状は末端紅痛症という病名が表すとおり、四肢や男性陰部など、体の末端が赤く腫れ上がり、焼けた鉄片を押しつけられたような激痛が走るといいます。しかもその痛みが休むことなく、ひと月以上もの長期にわたります。

第1章　植物・キノコ由来の毒

　成人の場合、キノコが直接の原因で死に至ることはないようですが、痛さに耐えかねて自殺したり、眠ることができずに衰弱死したりするといいますから、余計悲惨です。しかも潜伏期間が数日から一週間と長いため、昔はキノコの食中毒とは考えられていなかったようです。地域によっては、毎年秋に現れる風土病の一種と考えられていたようです。

　毒物は**クリチジン**です。効果的な治療法はありません。

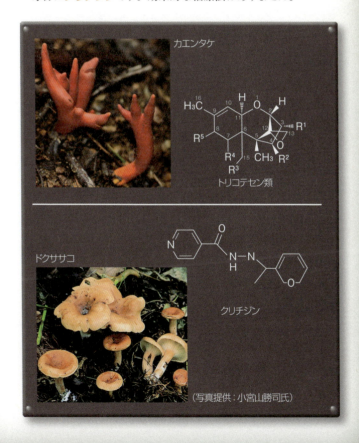

カエンタケ

トリコテセン類

ドクササコ

クリチジン

（写真提供：小宮山勝司氏）

11 ドクツルタケ、クサウラベニタケ、ツキヨタケ

　表題のキノコは日本の毒キノコのトップ3です。いずれも食べたら命にかかわります。

A：ドクツルタケ

　欧米では「破壊の天使」と呼ばれるそうです。同じく猛毒のシロタマゴテングタケやタマゴテングタケとともに猛毒キノコ御三家といわれます。

　毒性がきわめて強いため、素人は白いキノコは食べてはいけないという説もあります。しかし、味はおいしいとのことであり、これも誤食を高める原因となっているようです。

　致死量は約8gで、食べると6～24時間で腹痛、嘔吐、下痢が起こり、1日ほどで治まったように見えます。しかし、その1週間後くらいには、黄疸、肝臓肥大や胃腸からの出血などが現れます。早急に胃洗浄や血液透析などの適切な処置がされない場合、確実に死に至るとされます。

　毒成分は**α-アマニチン**などとされています。

B：クサウラベニタケ

　外見はシメジに似ているため、誤って市販されることもあるという危険なキノコです。そのため、毎年のように事故が起こり、数十人の被害者がでています。その意味で代表的な毒キノコです。

　毒性はそれほど強くないので、命にかかわることはあまりないようです。食べると10分くらいで、腹痛、嘔吐、下痢などの症状が現れます。

C：ツキヨタケ

　このキノコの特徴は笠の裏のひだが発光することですが、日中

第1章　植物・キノコ由来の毒

に見ればありふれた色や形です。不快なにおいや味がないこと、しばしば1か所で大量に採取されることなどから、日本におけるキノコ中毒でもっとも多いものです。

　症状は嘔吐や下痢などであり、毒性は強くないので命にかかわることはあまりありません。毒成分は**イルジン**とされています。ワラビの毒のプタキロサイドによく似た構造の分子です。

ドクツルタケ

α-アマニチン

イルジン

ツキヨタケ

12 ヒトヨタケ、ニガクリタケ、スギヒラタケ

この3つのキノコは不思議な性質があります。

A:ヒトヨタケ

このキノコは成熟すると自己消化酵素によって溶け始め、一晩で黒い液体になることからこの名前がつきました。おいしいキノコであり、毒性もふつうなら無いのですが、いっしょにお酒を飲むと大変です。エタノールは体内でアルコール酸化酵素によって酸化されて有毒なアセトアルデヒドになります。しかしこれはアルデヒド酸化酵素によって酸化されて無毒の酢酸になります。

ヒトヨタケはこのアルデヒド酸化酵素の働きを阻害するのです。そのためアルデヒドがいつまでも体内に残り、重度の二日酔症状になるのです。症状は4時間ほどで消えますが、体内に入った毒は残り、1週間程度は同じことが起こります。

お酒をやめたい人は試してみては。毒成分は**コプリン**です。

B:ニガクリタケ

ほぼ1年中見ることのできる小型のキノコです。食用のクリタケに似ていますが生のときは苦味があります。加熱すると苦味はなくなりますが、強い毒性はそのままです。死亡例がたくさんあります。

症状は食後3時間程度で現れます。腹痛、嘔吐ですが重症の場合は脱水症状、痙攣、神経麻痺、肝障害などによって死に至ります。ところが、この毒キノコを毒抜きして食べる習慣のある地域もあり、やっかいです。致死性の毒は明らかになっていません。

C:スギヒラタケ

このキノコは食用キノコとされていました。ところが2004年秋、

第1章 植物・キノコ由来の毒

腎機能障害をもつ人が摂食して急性脳症を発症する事例が相次いで報告されました。同年中に東北・北陸9県で59人が発症し、うち17人が死亡しました。発症者のなかには腎臓病の病歴がない人も含まれているため、政府では原因の究明が進むまで、腎臓病の既往歴がない場合でも本種の摂食を控えるように呼びかけています。原因はもっか不明です。

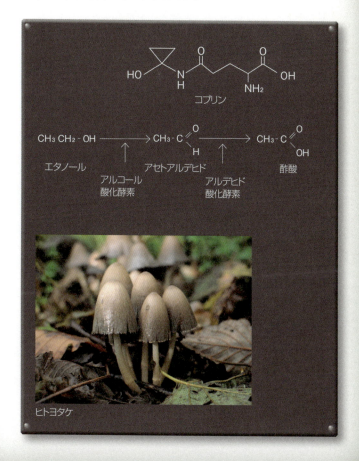

ヒトヨタケ

13 カビ毒

　カビはどこにでも繁殖しますが、恐ろしい毒素をもったものがあります。注意しましょう。

A:アフラトキシン

　ピーナッツバターにつくカビが生産する毒素として有名ですが、ほかの多くのカビも生産します。**アフラトキシン**にもいろいろの種類がありますが、そのLD_{50}は強いものだと$20 \mu g/kg$になります。アフラトキシンが怖いのは、急性毒性もさることながら、有機物最高といわれる発がん性の高さです。

B:麦角アルカロイド

　ライムギを食べるヨーロッパでは中世の昔から「聖アントニウスの火」と呼ばれる奇病がありました。皮膚に吹き出ものができ、手足に焼け火箸を押しつけられるような激痛が走ります。「聖アントニウスの火」というのは聖書で、悪魔に試された聖人、アントニウスの痛みにちなんでつけられた名前です。

　実はこれはライムギの穂につく**麦角菌**という菌類のだす毒素による中毒だったのです。この毒は一般に麦角アルカロイドと呼ばれます。現代になってこの毒の構造が明らかになりましたが、その1つが**リゼルグ酸**です。そして、この毒を研究している過程で生まれたのが**リゼルグ酸ジエチルアミド**、あの幻覚剤で有名な**LSD**なのです。

　麦角菌は暑くて湿った夏に繁殖します。そして歴史を調べると、このような年に多かったのが魔女裁判だったのだそうです。このような関係を見ると、魔女というのは、麦角アルカロイドによって幻覚を見、あらぬことを口走った中毒患者だったのではないか？

第1章　植物・キノコ由来の毒

という疑いが生じます。

　麦角アルカロイドは子宮の平滑筋を収縮させるので、陣痛促進や分娩後の子宮出血抑制に用いられました。

　食料不足の第二次世界大戦中に福島県で大量の笹の実がなりました。そして、これを食べた妊婦に流産をした人が多発した事件がありました。これは笹の実についた麦角菌によるものと考えられています。

アフラトキシン

リゼルグ酸

LSD

麦角菌の感染により黒く変色した種子
（写真：Wikipedia）

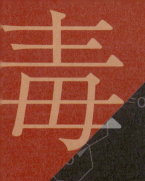

第2章

魚・貝がつくりだす毒

四方を海で囲まれた日本では、陸に棲む動物より、海や岸辺に棲む魚や貝による毒の被害が多く報告されています。第2章では、凄惨な事件や事故の原因ともなったテトロドトキシンをもつフグをはじめ、貝やタコ、イカ、クラゲなど、水棲生物がもつ毒について見ていきます。

01 フグ毒

　毒をもつ魚介類はたくさんあり、その毒の種類も多様です。なかでも有名なのはフグのもつ毒でしょう。

　フグの毒は**テトロドトキシン**といいます。これはテトラ＋アド＋トキシンの造語であり、テトラはギリシア語の数詞で4を意味します、トキシンは生物毒です。それではアドはなにか？　これが歯の意味なのです。すなわち4枚歯の毒です。フグの鋭い4枚歯から取った名前です。

　フグは自分で毒をつくりだすわけではありません、食物から摂った毒を大切に体内にためておくのです。テトロドトキシンの最初の生産者は藻類に付着する菌であると考えられています。それが食物連鎖を経て、高濃度化してフグに蓄積されるのです。

　したがって、毒エサを摂取する機会のない養殖フグは無毒です。しかし、天然フグといっしょの水槽で飼うと養殖フグも毒をもつようになるという話もあります。天然フグがテトロドトキシンをつくる菌を体内にもっており、それが養殖フグに移るのではという話もあります。

　テトロドトキシンは序章で見たように神経毒です。同じ神経毒であるトリカブト毒のアコニチンとは効き方が反対ですから、フグ中毒になったらトリカブトを食べればよさそうにも思えますが、そのような臨床例はないようです。ただし犯罪例はあり、それはあとの章で紹介します

　フグ中毒の症状は摂取後20分〜3時間で現れます。唇、舌先がしびれ、嘔吐、呼吸困難、血圧低下が起こり、最後に呼吸麻痺により死亡します。致死時間は4〜6時間がもっとも多く、長

第2章 魚・貝がつくりだす毒

くても8時間程度です。治療法はありません。人工呼吸などの対症療法しかありません。

　同じフグでも、種類によって毒のあるものとないものがあります。また、毒があっても、全身にあるものと、特定の部位にだけあるものがあります。トラフグは、皮、肉、骨、精巣には毒はありません。しかし、卵巣と肝臓、血液には猛毒があります。フグ料理は専門家に任せるべきです。釣ったフグを料理しようなどという気は起こさないほうが無難です。

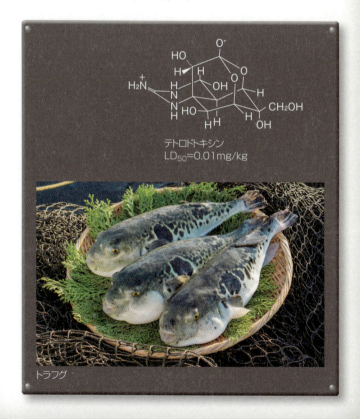

テトロドトキシン
LD_{50}=0.01mg/kg

トラフグ

02 | サンゴ礁に棲む魚の毒

　サンゴ礁に棲む魚は毒をもっていることがあります。しかし、その毒は同じ魚種でも、固体差や季節差があります。これはフグの場合と同じく、これらの魚が毒を自分でつくるのではなく、食物連鎖によってため込んでいるからです。昔からサンゴ礁に棲む魚であまり大きなものは食に向かないといわれました。これは大きな魚ほど大量の毒を溜め込んでいる可能性があるからです。最近、海洋の温暖化にともなってこのような毒をもった魚が日本近海にも現れるようになり、実際に中毒例がでています。

A：パリトキシン

　もともとはサンゴ礁に棲むイワスナギンチャクから発見された毒物ですが、現在ではアオブダイの毒として知られています。

　分子構造は図に示したとおりですが、複雑の一語に尽きます。このような構造を決定し、そのうえ、人工的に合成したのですから驚きを超えてあきれてしまいます。

　パリトキシンの毒性は非常に強く、中毒すると筋肉（横紋筋）の融解による激しい筋肉痛、黒褐色の排尿、呼吸困難、歩行困難などが起こり、重篤な場合、死に至ります

B：シガトキシン（シガテラ毒）

　シガテラ中毒の症状としては、下痢、腹痛、しびれ、めまいなどですが、特徴的な症状があります。それはドライアイスセンセーションといわれるものです。これは冷たいものに触ったり飲んだりすると、ヤケドしたような感じになり、ピリピリと痛くなるという異常感覚です。水で手を洗うこともできなくなることがあるようです。

第2章　魚・貝がつくりだす毒

　この症状は完治に時間がかかり、数週間から人によっては数カ月間かかることもあります。シガテラ中毒による死亡例は少ないのですが、ドライアイスセンセーションが長引き、私生活や仕事に支障がでるのです。

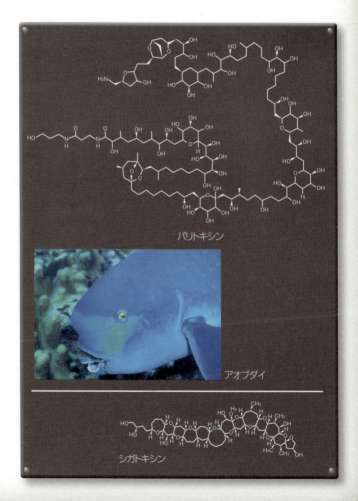

パリトキシン

アオブダイ

シガトキシン

03 淡水魚のもつ毒

アユ、ウナギ、コイと、淡水魚は私たちの食卓になじみのものです。しかし、これらにも毒はあります。

A：血清毒

ウナギの血清中にある毒です。ウナギの血液が目や口、傷口に入ると局所的な炎症が起きます。目に入った場合には激しい灼熱感を覚えるとともに、結膜炎、流涙、まぶたの腫れが起こります。異物感は数日残ります。傷口に入ると化膿や浮腫が起こります。こうした症例はウナギ調理人の間ではよく知られています。

毒成分はタンパク質と考えられていますが、詳細は不明です。しかしタンパク質の性質として熱に弱く、60℃5分で毒性を失います。ですから、一般消費者には問題がないといえるでしょう。

B：胆嚢毒

コイの胆嚢にある毒です。コイは昔から食用として親しまれてきた魚ですが、実は思いがけない毒をもっています。

コイの胆嚢（キモ）は、滋養強壮の効果があると信じられ、日本だけでなく東南アジア、中国などで民間薬として古くから服用されています。ところが、これを摂取すると胃腸障害（嘔吐、下痢、腹痛）のほかに、唇および舌のしびれ、手足の麻痺が起こり、重症になると肝機能障害や急性腎不全が起こって、痙攣、意識不明となって死亡することもあるのです。

コイによる中毒の統計によると、1970〜75年の間にコイ科魚類胆嚢による食中毒が82件発生し、死者21人をだしています。中毒件数でも死亡率でもフグ中毒に次ぐといいます。日本でもコ

イコク、アライ、あるいはみそ煮の摂取による食中毒例がたくさんあります。

毒の成分は**シプリノール硫酸エステル**とされています。これは化学物質ですので、タンパク質と違って、加熱しても無毒化することはありません。言い伝えに従ってコイの胆嚢を飲む人がいますが、すすめられても飲むのは控えたほうが賢明でしょう。

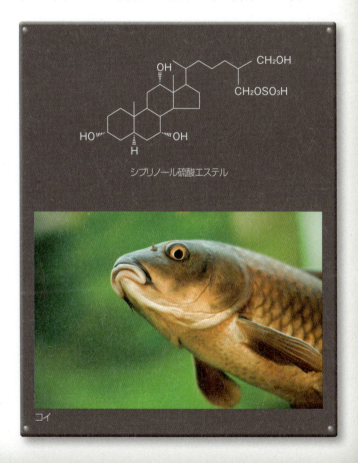

シプリノール硫酸エステル

コイ

04 棘毒

　魚類のもつ毒は多彩です。食べて困るのは魚類の肉に含まれる毒ですが、漁師や釣り人を困らせるのは、魚の棘に含まれる毒です。ゴンズイに刺されたら、慣れた漁師さんでも寝込むといいます。

　漁業の盛んな日本ですが、このような魚の棘に含まれる毒素の研究はあまり行われていないようです。そのため、毒素の成分、構造は明らかでなく、当然その抜本的治療法も確立されていません。今後の研究が待たれる分野でしょう。

A：棘をもつ魚類

　約225種類の魚類が毒棘をもつとされますが、それは明らかになっただけの数で、たぶんもっとたくさんの魚が毒棘をもつでしょう。よく知られたところでも、エイは尻尾の付け根に細かい棘のある鋭利で大きな棘をもちます。これに刺されると傷口は刺し傷ではなく、切り裂かれた傷になるといいます。

　夏の波頭で釣っているとかかるのが赤いハオコゼです。針を外そうとすると指先をチクン。しかしそのあとの痛みはチクンではありません。1時間近くは痛みにつきあうはめになります。優雅な淑女のようなミノカサゴも毒棘をもちます。コンチクショウと思いますが、優雅に去ってゆきます。

B：毒素

　残念ながら毒素の成分は明らかになっていません。しかし、たぶんほとんどの場合、同じような成分であろうと考えられています。それはタンパク質です、したがって、タンパク質の常として、熱変性を起こします。そこで、一般的な対処法として、"熱い湯

第2章 魚・貝がつくりだす毒

に漬ける"というのがでてくるのでしょうが、刺された指だってタンパク質です。毒が変性を起こすと同時に指が変性（火傷）を起こすでしょう。「どうしてくれるんだ」と言いたくなります。

関連した本には毒の効きとして血圧低下、発痛作用があるといいます。わかりきったことです。しかし一方、神経系には作用せず、血液凝固系への作用も認められない、とあるのが救いです。

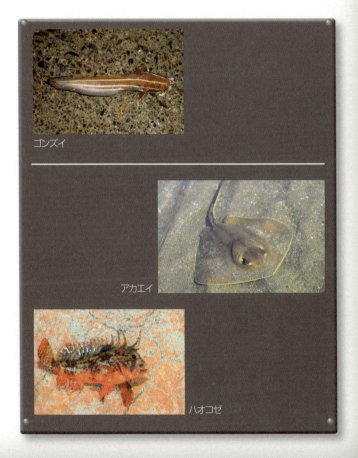

ゴンズイ

アカエイ

ハオコゼ

05 | 貝毒

　貝には季節的に毒性が現れます。これを一般に貝毒といいます。よい例は欧米での牡蠣です。月の名前にRがつかない月には食べてはいけないといいます。要するに3月～8月（たぶん4月（April）は例外？）は食べるな、ということです。それはこの時期に、牡蠣に貝毒が現れるということです。

　貝毒の原因はいろいろありますが、いずれにしろこれらの毒は、貝自身が生産するものではありません。フグ毒に典型的に現れているように、これらの毒は微生物が生産し、それが食物連鎖を経て貝に濃縮されたものです。

A：下痢性貝毒

　激しい下痢、吐き気、嘔吐などを起こします。致命的ではありませんが、発ガン性が示唆されているものもあります。ホタテガイ、アサリ、ホッキガイなど、ほとんどの二枚貝で起こります。毒性分は中腸腺に蓄積されます。原因は**オカダ酸**です。

B：麻痺性貝毒

　フグ中毒に類似しており、最悪の場合、呼吸麻痺を起こして死に至ります。加熱しても毒性は失われません。ホタテガイ、アサリ、牡蠣など、多くの二枚貝で起こります。原因物質にフグ毒のテトロドトキシンも関与します。原因物質は**サキシトキシン**やテトロドトキシンです。

C：神経性貝毒

　口内の灼熱感、紅潮、運動失調などの症状が起こります。牡蠣やタイラギなどで起こります。原因は**ブレベトキシン**という、先に見たシガトキシンに似た構造のものです。

第2章　魚・貝がつくりだす毒

D：記憶喪失性貝毒

　脳細胞の異常興奮により脳の海馬領域が破壊され、最悪の場合には記憶喪失を起こして死に至ります。ムラサキイガイなどで起こった例があります。原因は**ドーモイ酸**です。

E：巻貝の貝毒

　視覚異常、めまいなどが起こります。加熱しても毒性は失われません。ツブ貝（巻貝）で起こることがあります。

オカダ酸

サキシトキシン

ブレベトキシン

ドーモイ酸

06 イモガイ

　イモガイという名前は、形がサトイモに似ているからといいます。一般にタカラガイといわれる巻貝の一種であり、イモガイの種類だけで500種も存在するという大家族集団です。

　すべてイモガイの種類は肉食ですが、貝は動きが鈍いので、獲物を捕るための狩りの道具として銛を用います。これは歯舌が特化した、神経毒の毒腺がついた銛で、ほかの動物を刺して麻痺させるのです。毒は強烈でヒトが刺されて死亡する場合もあります。毒銛は、ときに軍手やウエットスーツさえ突き抜けるといいます。

　イモガイのなかでも特に強い毒をもつのはアンボイナと呼ばれる一群です。これは葉巻貝とも呼ばれますが、葉巻タバコを一服する間に死に至るという意味だそうです。沖縄ではハブ貝と呼びます。もちろん毒蛇のハブから採ったものです。

　イモガイ1個体に含まれる毒は、およそ30人分の致死量に相当します。イモガイに刺された直後はまったく痛みがありません。しかしその後しばらくして患部に激痛が生じ、続いてしびれ、腫れ、嘔吐、発熱といった症状がでます。重症の場合には、視力や血圧の低下、全身麻痺、さらには呼吸不全によって死に至ります。アンボイナの毒は神経性で、呼吸筋の麻痺によって死に至ります。しかし心筋や中枢神経には被害がおよびません。そのため人工呼吸器で救命することができるそうです。

　イモガイは種類によって多彩な毒を含みますが、その1つは、モルヒネの1,000倍も強力な鎮痛作用を示すことが知られています。現にこの毒を応用した鎮痛剤 **ジコノタイド**は、2004年にアメリカ

で医薬品として承認されています。その劇的な鎮痛効果から、将来的にはモルヒネに取って代わることが期待されているといいます。

別種のイモガイに含まれる**ペプチド**にも、手術後の神経痛を抑えるのに効果があるばかりでなく、神経細胞の回復速度を速める効果をもつものがあります。そのほか現在臨床試験中のものには、アルツハイマー、パーキンソン病、あるいはてんかんの治療に有効と考えられるものもあるといいます。

このように、毒の宝庫といわれるイモガイはまさしく薬剤の宝庫でもあるのです。繰り返しになりますが、毒と薬は根は同じものなのです。

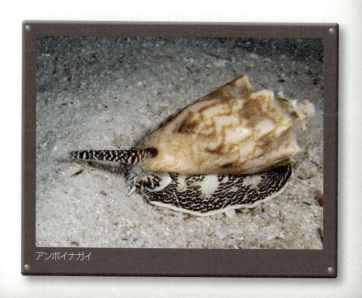

アンボイナガイ

07 タコ・イカの毒

　イカは体長5cm程度のミミイカから触腕まで含めれば20mに達するという大王イカまで各種ありますが、毒をもつものはいないようです。

　一方、タコは最大でも9mほどと、イカよりひと回り小さいのですが、猛毒をもったものがいます。ヒョウモンダコです。これは動物の豹に似た模様をもっていることからつけられた名前です。

　ヒョウモンダコは体長10cmほどの小型のタコで、日本からオーストラリアにかけての西太平洋熱帯域・亜熱帯域に分布し、浅い海の岩礁、サンゴ礁、砂礫底などに生息します。ところが、海洋の温暖化にともない、2009年になってから九州北部の海岸で多くの目撃情報が寄せられ、当局が警戒を呼びかけています。

　ヒョウモンダコの毒はフグと同じ**テトロドトキシン**です。しかもコイツは性質が荒く、人間でも触れると噛みつく恐れがあります。すると傷口からテトロドトキシンが注入されます。もちろん、人間はフグ中毒と同じ症状になり、重症の場合には命を落とします。

　タコは獲物にこの毒を注入して動かなくしてから捕食するのでしょうが、テトロドトキシンはタコの好物の甲殻類には効果がありません。そこで、これらの動物に対してはもう1つの毒であるハパロトキシンを海水中に放出して相手の動きを止めるという説もあります。しかしこの毒は酸化されやすく、まだ正体は明らかではありません。テトロドトキシンの類似体ではないかという説もあります。

　ヒョウモンダコはこのほかに、**セロトニン**や**ドーパミン**という、

人間の神経伝達物質をも含んでおり、それらが総合して人間の神経系に害をおよぼすようです。

ヒョウモンダコの仲間にはオオマルモンダコもあり、これもヒョウモンダコと同じように猛毒です。

このほかに、体長30～70cm、赤味がかった体色に白い斑紋が散在するサメハダテナガタコにも毒があり、噛まれると腫れたりするそうですが、命にかかわるようなことはないようです。

イカは安心してよいようですが、タコには注意したほうがよさそうです。

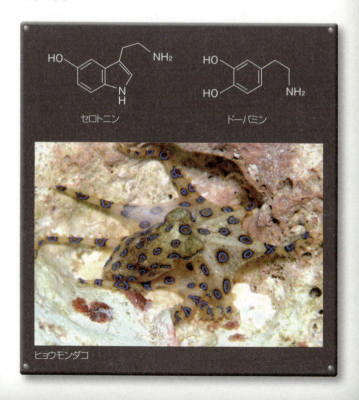

08 クラゲの毒

　クラゲはゆらゆらとして心を癒してくれるのもいますが、命を奪う恐ろしいのもいます。クラゲの触手には刺胞細胞と呼ばれるトゲをもつ細胞があります。なんらかの刺激を受けると、この細胞の内圧は150気圧にもなり、破裂して刺糸と呼ばれる針を高速で打ちだします。この中に毒が入っているのです。

　クラゲの毒はオーストラリアなどで盛んに研究されていますが、まだ特定されていません。クラゲの種類によって毒素の種類が異なること、多くのクラゲ毒が不安定なタンパク質からできていることなどが研究のネックになっているともいいます。では、特に危険なクラゲを見てみましょう。

A:キロネックス（オーストラリアウンバチクラゲ）

　傘の高さ40cm、触手の長さ4m以上になる大型のクラゲです。強烈な毒をもち、刺されるとその痛さのショックで溺れたり、陸に上がっても刺傷箇所の壊死・視力低下・呼吸困難・心停止などの症状が現れ、1〜10分ほどで死に至ります。

B:カツオノエボシ

　カツオノエボシは笠の直径10cmほどですが、触手の長さは平均で10m、長いものでは50mに達します。触手に触れるとムチで打たれたようなミミズ腫れになり、痛みが1時間から数日続きます。重症の場合にはショック症状を起こして死に至ります。特に2回目に刺されたときにはアナフィラキシーショックを起こし、重篤な事態になります。

C:キタユウレイクラゲ

　これはクラゲのなかで最大のものです。傘の直径が2.5m、触手

の長さは30mに達し、重さは250kgになります。大量発生することがあります。冷たい水に適した種であり、日本では青森、北海道に見られます。

　刺されると強烈な痛みがあり、死に至る場合もあるといいます。浜辺に打ち上げられ死んだあとも、刺胞細胞は長い間活動を続けるという危険種です。

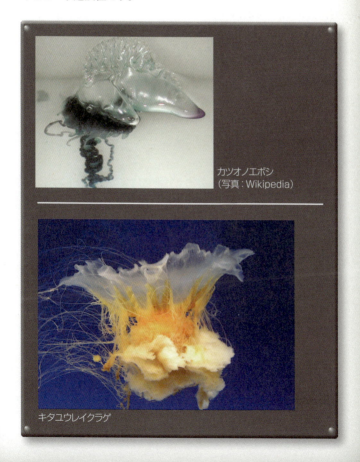

カツオノエボシ
(写真：Wikipedia)

キタユウレイクラゲ

09 刺胞動物の毒

　クラゲは分類学的には刺胞動物です。この仲間にはほかにイソギンチャクやサンゴがいます。それぞれ見てみましょう。

A：イソギンチャクの毒

　イソギンチャクの口（口吻）の周囲には触手が並んでいます。触手にはクラゲと同じような刺胞と呼ばれる細胞が並び、中に長い針が入っています。なにかに触れるとその針が打ちだされますが、種類によってはこの際に毒液を注入するものがあります。

　大部分のイソギンチャクの毒は、人間には影響を与えない程度の弱いものですが、日本の珊瑚礁海域にも生息するウンバチイソギンチャク（海蜂磯巾着の意）など、なかには毒が強いものがあるので、該当海域では注意が必要です。

　イワスナギンチャクから抽出された猛毒成分、パリトキシンについては先に見たとおりですが、その後マメスナイソギンチャクから抽出されて2004年に化学合成に成功した**ノルゾアンタミン**は、骨粗鬆症の治療薬になるものと期待されています。

B：サンゴの毒

　サンゴには800種にのぼる種類があるといわれます。刺胞動物ですから、なにがしかの毒をもっていると考えたほうがよいでしょうが、ほとんどの場合、毒の強度は弱いものです。

　例外は毒をもつことで有名な火炎サンゴ（アナサンゴモドキ、ファイアーコーラル）です。刺されると激痛を感じ、赤い発疹やミミズ腫れができ、強いかゆみもともないます。場合によっては数時間の間、吐気をもよおすこともあるといいます。

　この毒はタンパク毒であり、最近単離精製に成功していますか

ら、その構造や性質、もしかしたら薬としての効用なども明らかになるかもしれません。

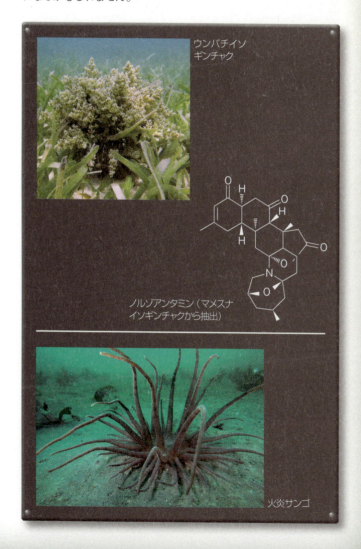

ウンバチイソギンチャク

ノルゾアンタミン（マメスナイソギンチャクから抽出）

火炎サンゴ

10 棘皮動物の毒

棘皮動物の「棘」はトゲの意味です。ですから、ハリネズミのように皮に棘をもつウニはまさしくぴったりですが、この仲間にはほかにヒトデ、ナマコなどがいます。

A：ウニの毒

多くのウニに毒はありませんが、30cmにも達する細くて長い棘をもったガンガゼというウニの棘には毒があります。しかも棘の先端部分には逆棘がついているので、刺さると抜けずに皮膚の中で折れてしまい、痛みが持続します。しかしガンガゼの卵巣には毒がなく、ふつうのウニと同じように食用になります。

なお、ウニの卵巣（いわゆるウニ）は鮮度はよくても形が崩れやすいので、生で輸送する場合には明礬（AlK (SO$_4$)$_2$）水に漬けることがあります。こうすると、食べるときに口がしびれるような明礬特有の舌触りがでることがあります。明礬にはアルミニウムイオン Al^{3+} が含まれるので健康への悪影響を問題にする向きもあるようです。

B：ヒトデの毒

ヒトデの多くは**サポニン**という毒を含みます。サポニンはムクロジなどの植物の種子にも含まれるものであり、水に溶かして手でこすると泡がでることから洗濯に使われたりするもので、毒性は弱いです。

しかし、オニヒトデの棘に含まれる毒はかなり強烈であり、刺されると激しい痛みを感じ、アナフィラキシーショックで命を落とすこともあるといいます。毒成分はもっか研究中です。

C：ナマコの毒

　ナマコ類の体壁にもサポニンが含まれています。その含量や毒性の強さはナマコの種類によってかなりの差があり、ニセクロナマコなどは皮膚の傷からしみでる液によって魚が死ぬほど強力といいます。

　ナマコ毒は、経口的に摂取すれば毒性は弱まって問題ありませんが、大量に摂取すると嘔吐などの中毒症状が起こる可能性はあります。中華料理ではナマコを乾燥して用いますが、乾燥させるとサポニンはほとんど消失してしまいます。

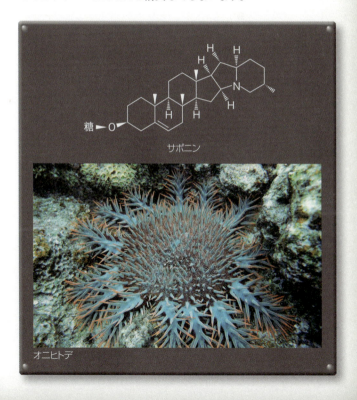

サポニン

オニヒトデ

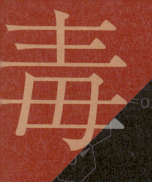

第3章

動物がつくりだす毒

第3章では動物がつくりだす毒について紹介しますが、日本は自然豊かで陸に棲む動物や昆虫の種数が多いのにもかかわらず、毒をもつ生物は意外なほど少ないのです。そこでここでは日本だけでなく、世界に目を向け、動物が生みだす毒について紹介していきます。

01 ボツリヌス菌

　ボツリヌス菌はボツリヌス中毒の原因になる菌です。ボツリヌス菌は嫌気性ですので、酸素のない環境で繁殖します。そのため、ボツリヌス中毒は缶詰や漬け物、飯鮨などで起こるのですが、大変危険で致死率の高い中毒です。

　1984年に起こった辛子レンコンのボツリヌス中毒事件では、熊本県を訪れて土産として辛子レンコンを買った人が多かったため、全国で36人が中毒にかかり、そのうち11人が亡くなるという大事件になりました。汚染された辛子レンコンを真空パックにして冷蔵庫で長期間放置したため、ボツリヌス菌が繁殖したものでした。

　ボツリヌス中毒は腐敗によって起こるものではないため、食品のにおいや味に変化はありません。中毒を起こして初めて汚染されていたことがわかるという怖いものです。

　ボツリヌス毒素、**ボツリヌストキシン**はタンパク毒です。そのため、100℃で10分間加熱すれば変性して毒性を失います。しかしボツリヌス菌は芽胞をつくって生き延び、あらためて繁殖して毒素をつくります。つまり、ボツリヌス中毒は〝加熱殺菌〟という手段が効かないのです。

　ボツリヌストキシンは神経毒であり、神経細胞と筋肉の接合部で神経伝達物質であるアセチルコリンの放出を妨げて神経の情報が筋肉に伝わるのを阻害します。中毒した場合、めまいや頭痛、視力低下、複視などの症状を起こし、その後自律神経障害、四肢麻痺を経て死に至ります。

　ボツリヌストキシンは筋肉を弛緩させる作用があるので、それ

第3章 動物がつくりだす毒

を利用して医療や美容に利用されています。すなわち医療では斜視、痙性斜頸(けいせいしゃけい)、眼瞼痙攣(がんけんけいれん)、上肢痙縮(じょうしけいしゅく)、多汗症に加え、神経学的疾患による過活動性膀胱、慢性片頭痛などの治療に用いられます。また美容では、目じりや眉間のしわ取りなどに効果があるといいます。しかし効果は一時的なものであり、繰り返し注射する必要があるといいます。

また細菌兵器として研究されたこともあるようですが、水溶液として散布した場合1分間に数％ずつ失活していくことや、気象条件に左右されることなどから兵器としての実用性は乏しいと判断されたようです。

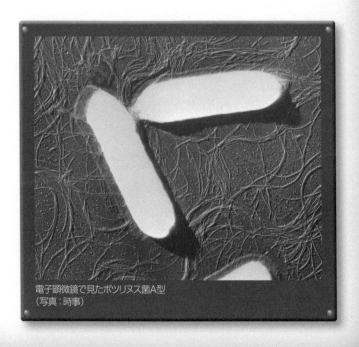

電子顕微鏡で見たボツリヌス菌A型
(写真：時事)

75

02 破傷風菌

　破傷風菌は土中に棲んでおり、破傷風という重篤な病気を引き起こす菌です。

　破傷風菌の生産する毒素、**テタヌストキシン**は神経毒であり、タンパク毒です。先に見たように、神経の情報伝達は複数個の神経細胞を経由して行われますが、情報伝達の方向は一方通行です。すなわち、細胞核の入っている細胞体についている樹状突起から出発して軸索を経由し、軸索末端に至ってから、また次の神経細胞の樹状突起に伝達されます。

　ところが、テタヌストキシンはこの流れを逆行するのです。すなわち、神経接合部から軸索末端に侵入し、軸索を逆行して樹状突起に達し、そこからまた次の神経細胞の軸索末端に入るのです。

　このようにして逆行した結果ゆきつくところは脊髄です。すなわちテタヌストキシンは、人間の運動をつかさどる脊髄を乗っ取ってしまうのです。その結果、人間の動きはテタヌストキシンのいうがままになってしまいます。

　そればかりではありません。正常な神経細胞では神経伝達物質が過剰に放出されないようにチェックする機構があるのですが、テタヌストキシンはこの安全機構をも麻痺させてしまいます。その結果、筋肉は非常に激しい収縮、痙攣を起こしてしまいます。

　そのため顔つきまで変わって、いわゆる"破傷風顔貌"になります。また首が弓反りになる"弓反り反射"が起こり、それが激しくなると骨折することすら起こります。

　テタヌストキシンはタンパク質ですから、ホルマリンで処理す

ると立体構造が破壊され、毒性を失って失活してしまいます。これが破傷風ワクチンです。現在ではこのワクチンを予防注射することによって破傷風の発症を抑えることができるようになりました。

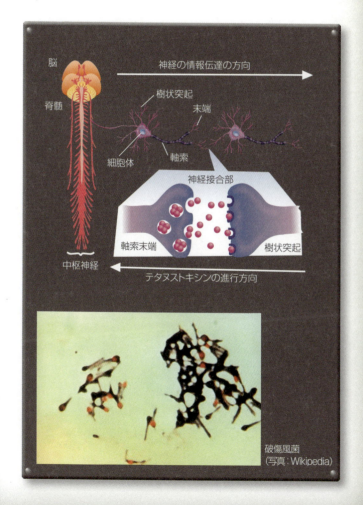

破傷風菌
(写真：Wikipedia)

03 ガラガラヘビ、コブラ

　毒蛇の毒は大きく2つに分けることができます。**出血毒**と**神経毒**です。いずれもタンパク毒であり、その構造はアミノ酸がどのように並んでいるか（一次構造）、その立体構造（二次〜四次構造）はどうか、ということに依存します。

　出血毒というのは毒が消化酵素であり、獲物を消化するのに役立ちます。噛まれた際の症状としては患部に激痛と腫れが起こり、内臓出血、腎機能障害、急激な血圧低下が起こって死に至ります。神経を麻痺させる神経毒に比べると死亡率は高くないものの、後遺症は出血毒のほうがひどく、組織の壊死につながって手足の切断などに至るケースも少なくありません。

　一方、神経毒は全身の神経伝達機構を麻痺させるものであり、致死率は高くなります。しかし、噛まれたあとの傷口、後遺症は軽度といえるでしょう。いずれにしろ強烈な毒をもつ毒蛇は外国に多いようです。例を見てみましょう。

A：ガラガラヘビ

　体長2.4m、体重15kgに達する大型の毒蛇です。危険を感じると尾の積み重なった脱皮殻を激しく振るわせて音をだして威嚇します。その音がガラガラと聞こえることからついた名前といいます。

　ガラガラヘビの毒成分は、出血毒を主体としたものです。出血毒は細胞のタンパク質を溶解する性質があります。そのためガラガラヘビに咬まれると激しい痛みと内出血および内出血にともなう腫れが発生します。

　出血毒は神経毒に比べて致死率は低いのですが、血管や筋肉

の細胞を破壊するために激しく痛み、また筋肉壊死を引き起こすため、たとえ一命をとりとめたとしても、手足切断や高度の後遺症が残るなど、悲惨な結果を迎えることが多くあります。

B:コブラ

コブラにもいくつかの種類がありますが、最高はやはりキングコブラでしょう。キングコブラの毒は神経毒で、毒自体の強さはほかのコブラ科のほうが強いのですが、毒腺が大きいため、ひと咬みで注入される毒量は、ほかのコブラとは比較にならないほど多くなります。そのため、現地では「象をも倒す」と言われているほどです。

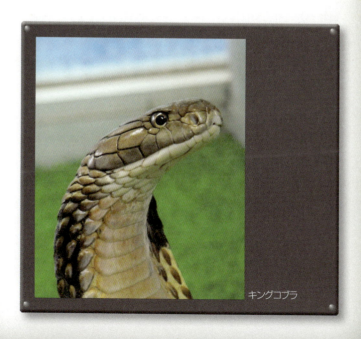

キングコブラ

04 マムシ、ハブ、ヤマカガシ

全世界にいるヘビの種類は3000種といわれますが、そのうち1/4が毒蛇といわれます。日本に棲む毒蛇としてはハブ、マムシ、ヤマカガシが知られています。

A：ハブ

ハブの毒の単位あたりの毒性はニホンマムシよりも弱いのですが、ハブは毒牙が1.5cmと大型なので、1回の咬傷で平均22.5mg、最大103mgと大量の毒液を排出します。

噛まれると激痛と腫張があり、嘔吐、腹痛、下痢、血圧低下が起こり、重症の場合は意識障害を経て死に至ります。患部の壊死が起こり、機能障害の後遺症を残すこともあります。一度噛まれたことがある場合は、**アナフィラキシーショック**を引き起こすこともあります。

B：マムシ

マムシに噛まれたことによる死亡率は高くありませんが、年間約3,000人が被害を受け、死者は5〜10名程度とされます。これは小型であるため毒液量が少ないことや、毒の種類が出血毒であり神経毒が少ないため、効果が局所的にとどまり身体全体をおかさないためです。しかし、マムシの毒はハブよりもはるかに強く、ハブの2〜3倍はあるので、十分な注意が必要です。

C：ヤマカガシ

ヤマカガシの毒牙は上顎の奥歯にあり、0.2cm以下と短いです。そのうえ毒線を圧迫する筋肉がないため、一瞬噛まれただけでは毒が注入されないこともあります。

しかし毒は強い血液凝固作用をもち、血管内で微小な血栓を

引き起こします。そのため血液中で止血作用をする血小板が不足し、その結果、鼻粘膜・歯茎・消化器官・肺からの出血、全身の皮下出血を引き起こし、最悪の場合には脳出血を起こして死に至ります。

　ヤマカガシは首のウロコの間から毒液を放出することがあります。これは捕食したヒキガエルの毒を貯蔵しているものであることがわかっていいます。

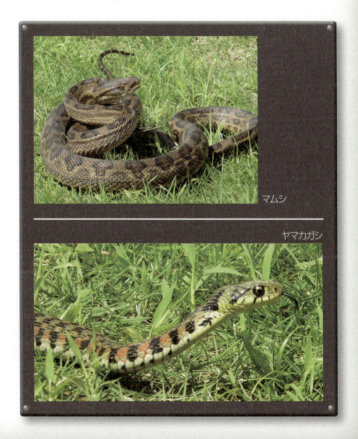

マムシ

ヤマカガシ

05 ウミヘビ

　まずハッキリしておかなければならないのは、「ウミヘビ」といわれるものには、まったく異なる2種類があるということです。1つは「爬虫類」であり、もう1つは「魚類」です。

A：魚類のウミヘビ

　魚類の海ヘビはアナゴ、ハモ、ウナギ、あるいはウツボなどと同じものであり、要するに「長い魚」です、毒はありません。あったとしても問題になる量ではありません。

　両者の見分け方は簡単です。首の両脇に鰓があれば魚類であり、無ければ爬虫類です。前者ならば問題ありません。捕って食べればよいだけです。しかし後者だったらさわらぬ神に祟りなしです。

B：爬虫類のウミヘビ

　問題は「爬虫類のウミヘビ」です。この意味でのウミヘビはふつうの蛇のうち、海中で生存するのに適するように進化したものをいいます。

　爬虫類のウミヘビは、イイジマウミヘビのような例外を除き、ほとんどすべてが毒をもっています。そしてその毒は**神経毒**であり、咬まれるとおもに麻痺やしびれが起き、やがて呼吸や心臓が停止して死に至ります。ヒトクチにいえばコワイです。

　特にウミヘビの場合、海中で咬まれるので、放っておくと溺死してしまいます。すみやかに陸もしくは船上に上がることが大切です。

　ウミヘビの毒は種類によって異なりますが、最強毒といわれるエラブウミヘビの毒は**エラブトキシン**と呼ばれる神経毒であり、その強さはハブ毒の70〜80倍といわれます。しかし、一般にウ

第3章 動物がつくりだす毒

ミヘビの性質はおとなしく、また口も小さいため、噛まれる可能性は多くありません。

沖縄では食材として捕獲することがあるといいます。この際素手で捕獲することが多いので噛まれることもあり、毒が強いので噛まれれば最悪の場合、死亡する危険性もあります。

しかし、食材にする場合には燻製にしたうえ加熱するので、毒タンパクは変性し、毒性はなくなっています。

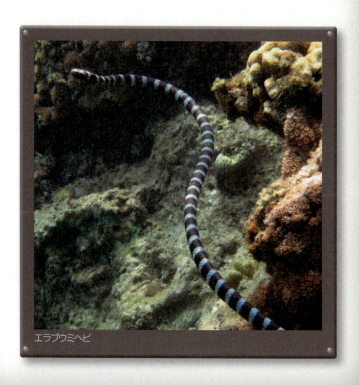
エラブウミヘビ

06 ヒキガエル、ヤドクガエル

　カエルはおとなしい動物ですが、それだけに自分の身を護るために強烈な毒をもっている種類があります。

A：ヒキガエル

　体長18cmほどに達する大型のカエルです。後頭部にある大きな耳腺から強力な毒液をだし、また、皮膚、特に背面にある多くのイボからも、牛乳のような白い有毒の粘液を分泌します。特に耳腺の毒液は勢いよく噴出することもあります。

　ヒキガエルはこの毒で外敵や有害な細菌、寄生虫から身を守っているといいます。不用意に素手で触れることは避けるべきで、触れた場合はあとでよく手洗いする必要があります。漢方ではこの毒を乾燥したものを蟾酥と呼んで生薬として用います。強心作用があるそうです。

　毒の主要な成分は**ブフォトキシン**で、ほかにセロトニンのような神経伝達物質なども含みます。

B：ヤドクガエル

　ヤドクガエルは南米やハワイなどに多くの種類がありますが、体長は最大種でも6cmと小さく、一方、体色は原色あざやかで美しいです。名前は、原住民がこのカエルのだす毒を狩猟の矢に塗ったことからついたものです。すなわち、それだけ強い毒だというわけです。

　おもな毒は**バトラコトキシン**です。これは神経毒で、生物がもつ毒ではパリトキシンに次いで危険とされます。特にバトラコトキシンを備えるフキヤガエル属のものは危険であり、皮膚に絶えず毒素を分泌しているので、触わることも危険といいます。これ

らの毒は棲息地を同じくするアリやダニなどから摂取して蓄積もしくは体内で変成されたものです。そのためコオロギやショウジョウバエなどを餌に長期飼育された個体や、飼育下で繁殖された個体では毒をもたないとされます。

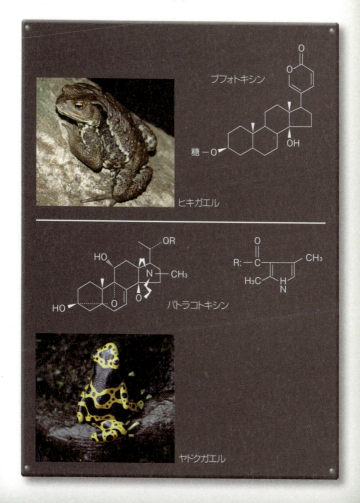

ブフォトキシン

ヒキガエル

バトラコトキシン

ヤドクガエル

07 | イモリ、ヤモリ、トカゲ、カナヘビの毒

身の周りにもいる動物で、形態が似ているので区別がつきにくく、混同されていることもあります。

A：区別

分類学的にはイモリだけが両生類で、ほかの3種は爬虫類です。したがって、水中にいるのがイモリ（井守）であり、家の壁に貼りついているのがヤモリ（家守）です。トカゲとカナヘビは外見で区別します。メタリックブルーなのがトカゲであり、灰茶色で地味なのがカナヘビです。

B：毒性

ヤモリとカナヘビには毒はありません。しかし噛まれることはあります。その際には傷口から雑菌が入ることがありますから、消毒は必要です。

イモリは毒があります。カエルのように多くの両生類は体表に毒をもちますが、イモリも同様です。イモリの毒はフグ毒と同じ**テトロドトキシン**です。量は多くないですが、危険ですから触ったらよく手を洗うことです。

トカゲは毒をもつものもありますが、日本に自生する種類には毒はありません。現在わかっているところでは、世界中のトカゲのなかで毒をもつのは3種類だけ。メキシコドクトカゲ、アメリカドクトカゲ、コモドオオトカゲです。

ヘビと異なり、トカゲの毒腺は下顎にあります。毒牙は発達しておらず、噛みついている間に毒液を傷口から少しずつ浸透させます。毒は強い神経毒で噛まれると、激しい痛み、吐き気、リンパ節の腫れなどの症状が現れ、最悪の場合死に至りますが、

死亡例は多くありません。

　コモドオオトカゲの口中には食べ残しを栄養とする7種類以上の腐敗菌が増殖しており、噛みつかれた獲物は敗血症を発症して死亡すると考えられていたそうです。しかし、最近、この説は誤りでコモドオオトカゲは獲物の血液の凝固を妨げ、失血によるショック状態を引き起こす毒、**ヘモトキシン**をもっていることがわかりました。

※「ヘモトキシン」は血液毒の総称で、特定の物質名ではありません。したがって構造式もありません

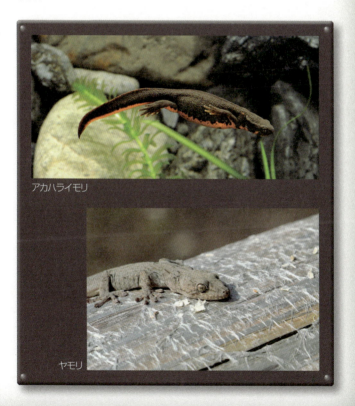

アカハライモリ

ヤモリ

08 | 毒鳥

　鳥類は恐竜から派生したものです。してみれば爬虫類と縁戚関係であり、爬虫類が毒をもつのですから、鳥類が毒をもっても不思議はないのでしょう。

A：伝説の毒鳥

　中国の古事によれば、昔中国にはチンという毒鳥がいたそうです。チンはツルほどの大きさで毒蛇を糧とし、体中に毒をもちます。その羽を浸した毒酒をチン酒といい、それで暗殺することをチン殺というのだそうです。チン殺では、殺された人が気の毒な気もしますが。

B：実在の毒鳥

　長いこと、この話は伝説で、実際の毒鳥はいないものと思われていました。ところが1990年に毒をもつ鳥がニューギニアで発見されました。それも3種同時に。というのは、これらの鳥が発見されたのは19世紀の前半なのですが、毒をもつということがわからなかったのです。それが、偶然に1種が毒をもつことがわかったので近隣種を調べたところ、ほかの2種が見つかったということです。

　名前はズグロモリモズ、カワリモリモズ、サビイロモリモズと、すべてモズの仲間です。モズとはいうものの、体長60～80cmとかなり大型の鳥です。もしかしたら、伝説の毒鳥チンなのかもしれません。ナンセ、白髪三千丈の国です。西暦358年に中国の東晋の皇帝に生きたチンが献上されたとの記録があるそうです。もしかしたら、このモズ君だったのかもしれません。

　毒はヤドクガエルの毒であるバトラコトキシンと類似のもので、

第3章　動物がつくりだす毒

ホモバトラコトキシンというLD$_{50}$＝3μg/kg（皮下注射）の強烈なものをもっています。毒はおもに皮膚と羽毛にあり、骨格筋にもありますが、内臓は毒をもたないようです。

もっとも毒性の強いズグロモリモズの場合、皮膚に15〜20μg、羽毛に2〜3μgあるといいますから、中国お得意の「白髪三千丈」式にいえば、チン酒も可能でしょう。

調べればまだまだほかにも毒をもった鳥がいるのかもしれません。

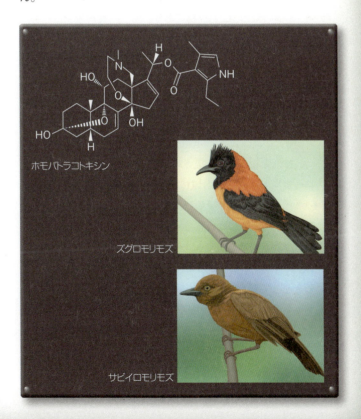

ホモバトラコトキシン

ズグロモリモズ

サビイロモリモズ

09 毒哺乳類

　魚類、両生類、爬虫類、鳥類ときたら、そろそろ哺乳類です。哺乳類にも毒をもつものがいるのです。少数ですが……。

A:カモノハシ

　クチバシをもつ哺乳類の珍種としてよく知られたカモノハシですが、毒をもつということは意外と知られていないようです。

　カモノハシの毒は**タンパク毒**であり、肉や内臓や牙や歯にあるのではなく、爪にあります。これは哺乳類（カモノハシ）だけの特徴でしょう。毒はイヌのような小動物を殺すのには十分な強さの毒です。人に対しては致死的ではないものの、強い痛みがあり、数日からときには数カ月も続くそうです。

B:スローロリス

　スローロリスは体長30〜40cmの小型のサルの一種ですが、乱獲のせいで絶滅危惧種に指定されています。

　スローロリスは、肘の内側にある腺で毒を生産します。毒はFel-1というネコアレルギーの抗原物質に似ているそうです。この毒は産出されたときには無毒ですが、唾液と混じることによって毒となるのだそうです。彼らはそれを舐めて唾液に毒を含ませ、グルーミングによって全身に広げます。親は子供の体にもグルーミングを通して毒を分け与えます。外敵に襲われたときは、体を丸くして唾液を塗布した毛皮をむきだしにし、相手がひるんだすきに丸まって木から落ちて逃げる、というかなり平和的な行動を取ります。

C:トガリネズミ

　トガリネズミは体長10cmほどの小さなネズミですが、エネルギ

第3章 動物がつくりだす毒

ーを蓄えることができないので、ひたすら餌を食い続けねばならず、餌がなくなれば数時間で餓死してしまうという気の毒な動物です。

トガリネズミは唾液に毒をもち、これを獲物に注入して麻痺させます。毒の種類は哺乳類固有のタンパク質分解酵素の一種だそうです。

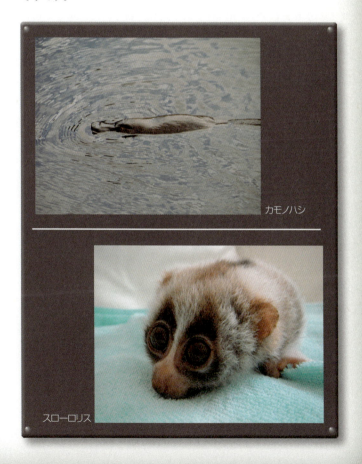

カモノハシ

スローロリス

10 | 毒昆虫類

　昆虫類は小さいですが、その毒はバカになりません。ハチで命を落とす人が毎年のようにでています。

A：ハチ

　ハチの毒はアミノ酸をもとにした化合物で、人に対して強い生理活性をもっています。刺されたときの激しい痛みは**セロトニン**や**ヒスタミン**などによって引き起こされます。スズメバチの毒成分には、ほかの生物毒に比べてセロトニンの量が多いことが特徴です。セロトニン含量がもっとも多いのは大型で攻撃性も強いオオスズメバチですが、濃度は"刺されるともっとも痛い"といわれているチャイロスズメバチがいちばん高くなっています。

　毒の強さ、LD_{50} を比較すると、意外にも攻撃性の弱いセイヨウミツバチとヒメスズメバチが $2.8\,\mu g/kg$ ともっとも強く、キイロスズメバチが3.1、オオスズメバチが4.1となっています。このことからハチに刺されることによって現れる症状の程度は、たんに毒の強弱だけではなく、毒の量や濃度にも大きく左右されると考えられます。

B：カ

　カは吸血の際、皮膚を突き刺し、吸血を容易にするさまざまな生理活性物質を含む唾液を注入し、その後に吸血に入ります。この唾液により血小板の凝固反応は妨げられます。この抗凝固作用がないと血液は体内で固まり、カ自身が死んでしまいます。

　この唾液は人体にアレルギー反応を引き起こし、その結果として血管拡張などによりかゆみを生じることになります。

第3章　動物がつくりだす毒

C：毒蛾

　ドクガの毒は体表を覆う毒針毛にあります。毒針毛の数は1匹あたり50万から600万本といわれます。毒針毛は折れやすく、折れるとそれぞれの断片に毒があるため、さらに被害が広がります。毒針毛のついた衣服を洗濯すると、いっしょに洗ったほかの衣服に広がります。ドクガの毒はタンパク毒ですから、50℃ほどに加熱すれば失活します。高温のお湯で洗うとか、アイロンをかけるなどが効果的でしょう。

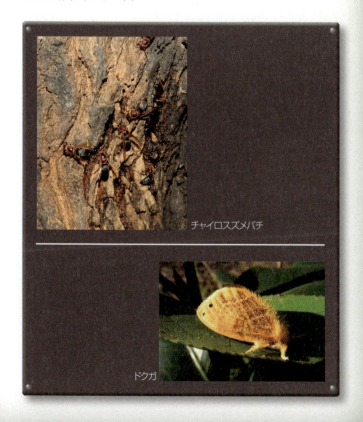

チャイロスズメバチ

ドクガ

11 毒節足動物

　昆虫以外のいわゆるムシのなかで、昆虫以外にも毒をもつものがあります。

A：ムカデ

　どの種も肉食で攻撃的です。毒は顎肢（がくし）にあり、触れたものには手あたりしだいに噛みつきます。噛まれるとかなり痛みますが、人命にかかわる被害は報告されていません。しかし、噛まれると体質により**アナフィラキシーショック**を発症することもあるため、噛まれた場合にはすみやかに医師の診察を受けることです。

B：サソリ

　恐ろしげな形から猛毒をもつように思われがちですが、日本産の種の毒性は低く、命にかかわるようなことはありません。しかし、日本以外の地域に棲息する種では危険なものもいます。

　サソリによる死者は世界で年間1000人以上ともいわれます。また、毒性の弱い種であってもアナフィラキシーショックのような症状に陥ることはあります。

C：クモ

　ドクグモというと巨大なタランチュラを思いだしますが、これの毒はたいしたことはありません。

　ドクグモとして有名になったのはオーストラリアからきたセアカゴケグモです。1995年に日本で初めて大阪で発見され、その後日本中に広がった観があります。

　セアカゴケグモの毒性は強く、LD_{50}は皮下注射で0.9mg/kgとされています。オーストラリアでは人の死亡例もあります。

　しかし、国産のクモも負けてはいません。カバキコマチグモは、

第3章　動物がつくりだす毒

沖縄県を除く日本全国に広く分布する毒グモで、猛毒をもっていることで知られています。$LD_{50} = 0.008mg/kg$ですから、セアカゴケグモなど足元にもよせつけません。

　平地や山地を問わず、草原、河原、水田、林の縁など、日本中のいたるところでふつうに生息する毒グモです。

　幸いにも、カバキコマチグモは牙が小さく、注入される毒量も少ないことから人間が死亡した事例は見あたりません。しかしアナフィラキシーショックを起こす可能性はあります。

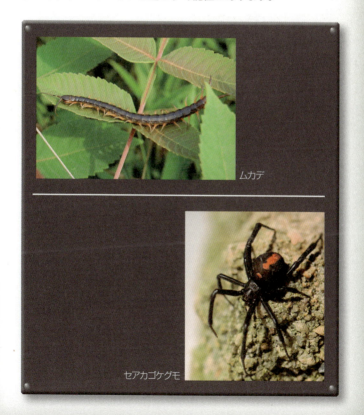

ムカデ

セアカゴケグモ

第4章

人間がつくりだした毒

毒のなかでもっとも恐ろしいのは、人間の手でつくりだされた毒です。なかにはサリンやソマン、VXなど、人間の命を奪う目的で開発された化学兵器もあります。ここでは凄惨な事件や事故、さらには戦争で使われた毒から、身近に潜むタバコや危険ドラッグなどについて、危険性を踏まえながら紹介していきます。

01 青酸カリ

　推理ドラマで毒殺があったら、その毒はほとんどの場合が青酸カリです。

A：青酸カリの毒性

　青酸カリ、正式名**シアン化カリウム**KCNはそれほど安易に使われています。それでは青酸カリとはどのような毒なのでしょう？青酸カリが呼吸毒であることは先に見ました。しかし、青酸カリにも弱点が2つあります。

①青酸カリが毒として働くためには、青酸カリの状態ではダメです。青酸カリは酸と反応すると気体の青酸ガス、正式名シアン化水素HCNとなります。つまり、被害者が青酸カリを飲むと胃の中の胃酸、すなわち塩酸と反応してHCNになります。これが食道を逆流して肺に達し、そこでヘモグロビンと結びつくのです。したがって胃に酸がなかったらHCNは発生せず、悲劇も起きません。実際そのような例があります。無酸症という病気の患者に青酸カリを飲ませても平気だといいます。

②青酸カリは長く空気中に放置すると、二酸化炭素と反応して無毒の炭酸カリウムK_2CO_3に変化してしまいます。すなわち賞味期限があるのです。

B：青酸カリの有用性

　青酸カリは自然界には存在しません。「こんな物騒なものはつくらなければよいのに」と思いますが、実は青酸カリは工業的に重要な物質なのです。推理小説では青酸カリKCNが有名ですが、工業的には**青酸ソーダ**、正式名**シアン化ナトリウム**NaCNが使われています。両者は、毒性、有用性がまったく同じです。そして、

第4章　人間がつくりだした毒

日本だけでNaCNは年間3万トンが生産されているのです。KCNのLD$_{50}$は10mg/kgですが、致死量は1人200mgといわれます。LD$_{50}$と致死量の間は大きな相異があるので、この類値を正当化するのは困難です。

KCNの水溶液は、金、銀、白金などの貴金属を溶かします。つまり、これらの貴金属を電気メッキするには青酸カリが必要なのです。また、金鉱山でも砕いた鉱石をKCN素溶液に漬けて金を溶かしだしたあと、鉱石を捨てれば金の素溶液が残ります。ここから金を回収するのは化学的な反応です。つまり、金鉱山にも必須のものなのです。

青酸カリは毒物ですが、あるところにはあるのです。ソノキニナレバ、というのが怖いところです。

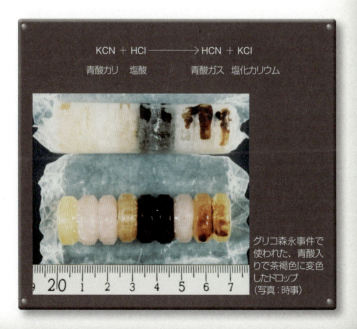

グリコ森永事件で使われた、青酸入りで茶褐色に変色したドロップ
(写真：時事)

02 亜ヒ酸

　洋の東西を問わず、昔から暗殺といえば使われる毒物は**ヒ素**Asでした。暗殺のアダバナが咲き乱れたルネッサンス、伊達騒動、中国光緒帝の暗殺、すべてはヒ素によるものです。

　ヒ素は元素そのものから、多くの化合物までが毒性をもちますが、なかでもよく使われたのが亜ヒ酸、正式名三酸化二ヒ素As_2O_3です。これは水によく溶け、無臭なので使いやすかったのです。

　ヒ素中毒の症状は多岐にわたりますが、重篤な場合は重要な代謝酵素が阻害され多臓器不全を生じることよって死に至ります。しかし、暗殺されそうになる方もそれなりに防御を巡らします。ヨーロッパで考えだされたのが銀食器の使用だったといいます。銀は白くて美しく輝く金属ですが、イオウSに会うと硫化銀Ag_2Sとなって黒変します。これと同じように、銀はヒ素と会うと黒くなって、ヒ素の存在を教えてくれると思ったのです。そのため、ルネッサンス期に彫刻をふんだんに施した華麗な銀食器が量産されました。

　あれは芸術的な意味と同時に、暗殺から逃れようという当時の支配階級の切実な思いがこもっていたのです。しかし、残念ながら、銀はヒ素と反応しても黒くはなりません。

　それではまったく無意味だったのか？　といわれると、そうでもなかったのでは？　と歯切れの悪い答えしかできません。というのは、当時のヒ素は、製錬技術が低かったので硫化ヒ素As_2S_3などが混じっていたのです。それならば、銀はヒ素でなく、イオウと反応して黒くなった可能性があります。あながち無駄ではなか

第4章 人間がつくりだした毒

ったということになるのかもしれませんが、このようなヒ素成分との反応が、たちどころに進行したかどうかははなはだ疑問です。たとえ黒変したとしても数日後。つまり、被害者が天国か地獄へ旅立ったあと、ということでしょう。

気休めにいえば、銀には顕著な殺菌作用があります。ですから、当時の不潔（失礼！）な水でも、銀食器に入れたら殺菌された可能性はあります。つまり、細菌性の下痢は防げた可能性があります。

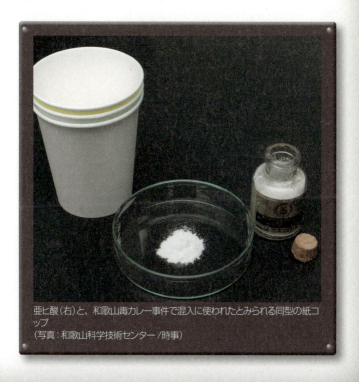

亜ヒ酸（右）と、和歌山毒カレー事件で混入に使われたとみられる同型の紙コップ
（写真：和歌山科学技術センター/時事）

03 重金属

　重金属は正確にいえば人間がつくりだしたものではなく、人間が発見したものですが、この章で紹介しましょう。

　いうまでもなく、宇宙は元素からできています。ところが地球上の自然界に存在する元素の種類は90種類ほどにすぎません。そしてそのうち70種類ほどは金属元素なのです。生体をつくる非金属元素は残りの20種類ほどにすぎないのです。

　それでは金属元素は生体に無関係か？ といえばとんでもありません。研究が進めば進むほど金属元素の働きが生体機能に重要であることがわかってきます。ということは、金属元素は生体機能にプラス（薬剤）に働くこともあれば、マイナス（毒）に働くこともあるということです。

　金属は、その比重がおよそ5以下のものを軽金属、それ以上のものを重金属といいます。そして、重金属に持続性の毒性をもつものが多いのです。その理由は

①このような金属元素が酵素の機能の中心となっていることが多い
②重金属はタンパク質を構成するアミノ酸と結合して、タンパク質の立体構造を破壊する

ということが挙げられます。

　重金属が人間にマイナスに働いたものとしては、イタイイタイ病で有名になった**カドミウム**Cd（比重8.7）、水俣病の水銀Hg（13.6）、最近の殺人事件に使われる**タリウム**Tl（11.9）、ハンダや散弾銃の弾丸で問題になる**鉛**Pb（11.3）、あるいは六価クロムCr^{6+}の毒性で知られたクロムCr（7.2）などがあります。

　重金属のいやらしいところは、その害が一過性ではない、とい

第4章 人間がつくりだした毒

うことです。そのときには目立った害がなくても、体内にたまってゆくのです。そして蓄積量が一定の量（閾値）に達したときにやおら害を与え始めるのです。つまり、若くて仕事をバリバリやっていたときに、知らず知らずのうちに吸収してしまった重金属が、定年を迎えてこれからノンビリと思ったときに毒性を発揮しだすのです。

最近、アスベスト（石綿）などのように、このような例が目立ちます。起こってしまったものは不幸ですが、将来にこのような不幸が起きないようにするには、いま気をつけなければならないのです。

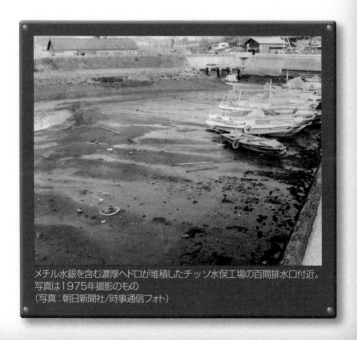

メチル水銀を含む濃厚ヘドロが堆積したチッソ水俣工場の百間排水口付近。写真は1975年撮影のもの
（写真：朝日新聞社/時事通信フォト）

04 PCB、ダイオキシン

塩素が入った有機物を有機塩化物といいます。有機塩化物には有害で、しかも安定という、まさしく始末に困るものがあります。その代表格がPCBとダイオキシンです。

A：PCB

PCBは**ポリクロロビフェニル**という名前の頭文字です。ポリはギリシア語の数詞でたくさんの意味、クロロは塩素Cl、ビフェニルは図のような分子です。すなわちPCBはビフェニルについている10個の水素原子のうち、適当な位置の何個かがClに置き換わった分子です。

PCBは人間がつくりだした分子であり、当初は夢の化合物ともてはやされました。絶縁性の高い液体であり、しかも熱にも光にも薬品にも侵されないじょうぶな性質だったのです。そのため、あらゆる種類の変圧器にトランスオイルとして用いられました。累積生産量は日本だけでも6万トン、全世界では100万トンといわれています。

ところがカネミ油症事件によって皮膚や肝臓に有害なことが明らかになり、製造・使用が禁止されました。こうなると、安定性が裏目にでました。分解無毒化ができなかったのです。そこで政府は仕方なく、将来分解技術が確立するまで、各事業所でPCBを保管させることにしました。1975年のことでした。

近年ようやく超臨界水を用いた分解技術が確立し、大規模分解が始まりました。しかし、その間に相当な量が環境に放出されたものと思われます。

B:ダイオキシン

ダイオキシンは、塩素化合物が有機物といっしょに低温で不完全燃焼するときに発生するもので、致死性の毒性をもつといわれます。ダイオキシンの発生を阻止するため、日本中のゴミ焼却炉が800℃以上の高温で燃焼するタイプに切り替わりました。毒のランキング表によると、ダイオキシンは猛毒扱いですが、その毒性には疑問を呈する声もあります。

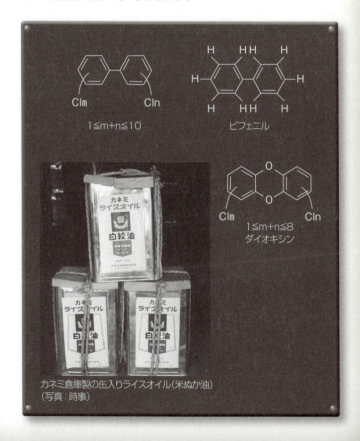

カネミ倉庫製の缶入りライスオイル(米ぬか油)
(写真:時事)

05 ホスゲン、硫化水素

きわめて毒性の強い気体にホスゲンと硫化水素があります。

A：ホスゲン

ホスゲン$COCl_2$は人間がつくりだした物質であり、気体です。いろいろな有機物をつくる際の原料として工業的に重要な物質です。しかしきわめて強い毒性をもちます。

ホスゲンは水に溶けると二酸化炭素CO_2と塩化水素（塩酸）HClを発生します。この塩酸が害をなします。

$$COCl_2 + H_2O \rightarrow CO_2 + 2HCl$$

ホスゲンを吸入すると数時間から1日の潜伏期間のあと、肺に肺水腫ができ、呼吸困難になって死に至ります。治療法は対症療法しかありません。ホスゲンは第一次世界大戦で毒ガス兵器として戦場で大量に使われ、第二次世界大戦ではドイツがアウシュビッツで用いたことで知られます。

消火器の消化剤として四塩化炭素CCl_4が使われることがありますが、四塩化炭素は燃えるとホスゲンを発生する可能性があるので注意が必要です。

B：硫化水素

温泉で嗅ぐ腐卵臭といわれる独特のにおいは、**硫化水素**H_2Sのにおいです。硫化水素は低濃度の場合にはこのようににおいますが、高濃度になると嗅覚が麻痺してにおいを感じなくなります。

硫化水素は火山地帯で地中から発生します。空気より重いため、窪地にたまっていることがあります。ウッカリしてここに足を踏み入れると高濃度の硫化水素を一瞬にして吸入することになり、気絶して倒れます。その後は硫化水素を吸い続けることになりま

第4章　人間がつくりだした毒

すから、命もなくなります。

　硫化水素の毒性は、一酸化炭素などと同じ呼吸毒です。すなわち、呼吸系統を支配する鉄イオンと結びついて細胞への酸素運搬を阻害するのです。石膏$CaSO_4$などの硫黄化合物があれば細菌も硫化水素を生産します。平成14年に半田市では、このような機構で発生した硫化水素が下水にたまり、点検に入った作業員5人が亡くなっています。

　また、硫化水素は家庭にある薬剤の混合によってつくれることがネットに流れ、平成20年には1年間に1000人以上の硫化水素自殺者が現れ、社会問題となりました。

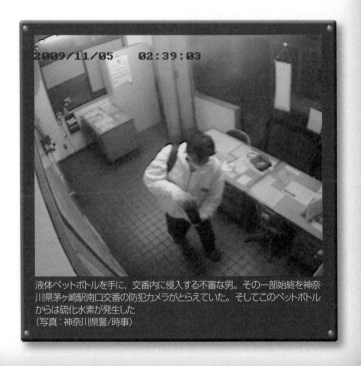

液体ペットボトルを手に、交番内に侵入する不審な男。その一部始終を神奈川県茅ヶ崎駅南口交番の防犯カメラがとらえていた。そしてこのペットボトルからは硫化水素が発生した
（写真：神奈川県警/時事）

06 塩素ガス、フッ化水素

フッ素F、塩素Cl、臭素Brなど、周期表17族の元素を一般に**ハロゲン**と呼びます。ハロゲンはそれ自体でも危険なものが多いのですが、化合物になっても危険なものが多いです。

A：塩素ガス

塩素ガスCl_2は淡緑色で空気より重い気体です。吸入すると水と反応して塩酸となり、肺水腫を起こして死に至ります。第一次世界大戦ではドイツが毒ガス兵器として使用しました。

最近問題になるのは、これが家庭で発生することです。すなわち、家庭にある塩素系漂白剤と、塩酸を使用したトイレの洗剤を混ぜると塩素ガスが発生するのです。これは漂白剤に入っている次亜塩素酸カリウム$KClO$と塩酸が反応して塩素ガスを発生するのです。

$$KClO + 2HCl \rightarrow KCl + H_2O + Cl_2$$

市販のカビ取り剤の主成分も塩素系漂白剤と同じ次亜塩素酸カリウム$KClO$です。したがってこれと塩酸を用いたトイレ用洗剤を用いたら、塩素ガスCl_2が発生します。

家庭にあるといっても化学薬品は化学薬品です。混ぜれば反応が起こります、その結果、トンデモナク危険なものが発生する可能性があります。気をつけましょう。

B：フッ化水素

フッ化水素HFは気体ですが、同じく気体の塩化水素HClが水溶液で塩酸となるのと同じように、HFも水溶液としてフッ化水素酸、あるいはフッ酸として扱われます。

フッ化水素酸の特徴は浸食性が大きいということです。具体的

第4章 人間がつくりだした毒

にはガラスを浸食して溶かします。そのため、ガラスに文字や絵を描く(エッチング)のに用いられます。

生体に対しても、モノスゴイ害をおよぼします。2013年静岡県で女性の靴の内部にフッ化水素酸が塗られるという事件が起こりました。女性は歩行中に異常を感じ、最寄りの医院に駆け込みましたが、左足の指5本が壊死し、切断するという重傷を負いました。

フッ化水素は体内でカルシウムイオンCa^{2+}と反応してフッ化カルシウムCaF_2の結晶をつくります。カルシウムイオンが足りなくなると、骨を溶かして調達します。このようにして短い間に、悲惨な経過をたどって命を奪います。

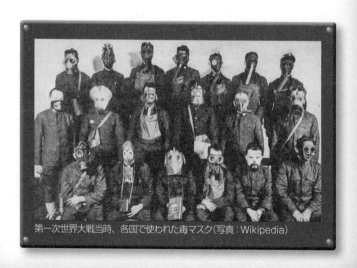

第一次世界大戦当時、各国で使われた毒マスク(写真：Wikipedia)

07 サリン、ソマン、VX

　化学物質は人間の生活を豊かに幸せにするために開発、合成されるのですが、なかには人間の命を奪うために合成される不幸なものもあります。それが化学兵器です。

　化学兵器が本格的に使われたのは第一次世界大戦ですが、このころの毒ガスは塩素ガスやホスゲンなどという、工業用品の応用が主でした。しかしその後、各国で化学兵器の開発が行われました。幸いなことにジュネーブ協定によって毒ガスの戦争使用が禁止されたため、大規模に使われたことはありませんでした。しかし小規模な戦争とか、ゲリラ戦では用いられた形跡もあります。

　現代の化学兵器として有名なのは**サリン、ソマン、VX**などです。日本ではオーム真理教によってサリンを用いた大量殺人事件が二度も起こりました。1994年の松本サリン事件では6人の死者、1995年の地下鉄サリン事件では13人の死者がでました。被害者は両事件で7000人に達しました。多くの被害者が現在も後遺症で苦しんでいるといいます。

　サリン、ソマン、VXは、化学的にはともによく似た構造をもっており、リンPをもっていることが特徴です。毒としての機構は先に見たように、筋肉に結合したアセチルコリンなどの神経伝達物質を分解する酵素の働きを阻害するものです。このため、筋肉は興奮状態から解放されることがなくなり、内臓を含めて体の各部の動きが失調し、死に至るのです。

　サリンを吸収すると、まず瞳孔が収縮し、目がチカチカする、視界が暗くなるなどの症状がでます。ついで呼吸系の障害が起こって呼吸困難となり、重度の場合には全身痙攣などを引き起

こして死に至ります。

サリンは20世紀初頭にドイツで、殺虫剤を開発研究している際にできたといいます。その毒性に着目したヒトラー政権下の軍部はヒトラーに戦争での使用を進言したといいます。しかし、自身が戦争で毒ガスの被害にあったことのあるヒトラーは使用を許可しなかったそうです。

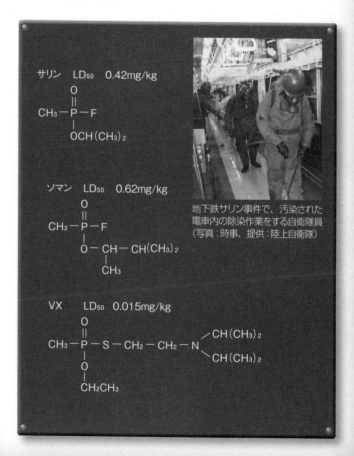

地下鉄サリン事件で、汚染された電車内の除染作業をする自衛隊員
（写真：時事、提供：陸上自衛隊）

08 殺菌剤、土壌殺菌剤

　殺菌剤にはいろいろの種類があります。傷口などを殺菌するもの、食品を殺菌するもの、農業、園芸に用いるものです。このうち、医療、食料に用いるものは安全性が吟味されているので、本書で取り上げるようなものではありません。

　しかし、農業で用いるものには危険なものも混じっているようです。

A：植物体用殺菌剤

　家庭園芸でも使う**ベンレート**は、アメリカやイギリスで眼に先天性障害をもつ子供の家族が、ベンレートが原因だとして製造会社を相手に訴えを起こし、製造会社が敗訴しました。そのため、この会社は2002年に製造を打ち切りました。しかし日本では販売されています。

　同じく一般的な殺菌剤の**ダニコール**は、LD_{50}は6g/kgと大きいのですが、発がん性が疑われています。バラの黒星病の予防に使われる**サプロール**は毒性は非常に低いのですが、耐性菌を生みだす可能性が指摘されています。

B：土壌殺菌剤

　危険なのは土壌を殺菌する殺菌剤のクロルピクリンです。第一次世界大戦では毒ガスとして用いられました。クロルピクリンは液体ですが、揮発性が高く気体になりやすい性質をもちます。使用する場合には専用の器具で土中に注入し、ビニールシートをかぶせて燻蒸します。

　LD_{50}は200mg/kgですが、人間に対してはもっと強毒性なのかもしれません。気体が目に入ると角膜の炎症を起こし、皮膚

第4章　人間がつくりだした毒

に触れると水泡を生じます。吸入した場合には呼吸困難、肺水腫を起こし、重度の場合は死亡します。

　クロルピクリンを用いた自殺もあります。2008年には熊本県でクロルピクリンを飲んで自殺を図った患者が赤十字病院に搬送されました。ところが病院内で吐いたため、クロルピクリンが体外にでて気体となり、それが空調機によって拡散され、病院職員、入院患者など総勢54人が治療を受け1人が重体になるという大事件になりました。自殺を図った本人は亡くなりました。

ベンレート

ダニコール

サプロール

09 除草剤

除草剤は雑草を枯らして、草取りの手間を省く薬剤です。

A:2,4-D・ラウンドアップ

除草剤といえば、歴史的には**2,4-D**が有名です。これはアメリカ軍がベトナム戦争における枯葉作戦で、ベトナムのジャングルに大量に散布したことで知られています。この際、不純物として混じっていたダイオキシンの毒性が明らかになったといういきさつがあります。

現在よく使われる除草剤は**ラウンドアップ**でしょう。これは毒性は低いのですが、植物を無差別に枯らします。そのため、品種改良によってラウンドアップに耐性のある作物をつくり、その種子とセットで販売するという、たくみなことが行われています。この際、遺伝子組み換え作物が使われている可能性も指摘されています。

B:パラコート

毒性の除草剤といえばパラコートが有名です。パラコートは1965年に発売されましたが、大変に毒性が強い薬剤です。ヒトの最小経口致死量は30mg/kgです。

そのためパラコート中毒による死者は年々増加し、1986年には1年間だけで1202人にのぼりました。しかしその後は、希釈したものを販売するなどの防御策がとられたため、被害者の数は減少しています。パラコートの害は散布中に起こるものはあまりなく、大部分は誤飲や事故、自殺によって起こるものです。

パラコートは口や肺から吸収されるだけでなく、皮膚からも吸収されます。農業に用いようと、洗面器に用意しておいたパラコ

第4章　人間がつくりだした毒

ート水溶液にウッカリして尻をつき、それで亡くなった事故もあ
ります。

　パラコートは体内に入ると活性酸素を生じます。この活性酸素
による障害は、あらゆる臓器の機能を損ないますが、特に肺へ
の蓄積が特徴で、少量でも進行性の肺線維症に陥り、致命的と
なります。

　治療法は対症療法しかありませんが、ある状態以上の量を吸収
すると治療にかかわらず命を失うといわれています。

　パラコートを用いた殺人事件も発生していますが、それについ
ては次章で触れましょう。

10 | 塩素系殺虫剤

殺虫剤の種類はたくさんありますが、有機物と塩素が結合した有機塩素化合物の殺虫剤があります。

A：ドリン剤

有名なのは**DDT**、**BHC**あるいは**ディルドリン**などで代表されるドリン剤です。これらは昆虫の神経細胞にあるナトリウムチャネルに作用し、神経の情報伝達を阻害することによって昆虫を殺します。

塩素系殺虫剤の代表のようにいわれるDDT（ジクロロジフェニルトリクロロエタン）は1873年に合成されましたが、その殺虫効果は誰も気づきませんでした。それを明らかにしたのがスイスの科学者P.H. ミュラーであり、彼はこの功績によって1948年にノーベル生理学・医学賞を受賞しました。DDTの効果がそれだけ高かったということです。

B：有害性

しかし、やがて有機塩素系殺虫剤は昆虫だけでなく人間にとっても有害であり、発がん性も疑われることになりました。しかも、一度環境に放出されると分解されずにいつまでも残留することもわかりました。

さらに、たとえば海水中の濃度は低くても、プランクトンなどの小動物が食べて体内に貯蔵し、それを小魚が食べ、それを中型の魚が食べ、というように生物濃縮を繰り返すと、最終的には何十万倍もの濃度になることがわかりました。DDTと、同じく有機塩素化合物であるPCBの生物濃縮の例を表に示します。DDTの濃縮率は44万倍近くに達しています。

このようなことから、日本では1970年以降、有機塩素系の殺虫剤は製造、使用されていません。しかし、環境中にはまだ、これらが残っているようです。2002年、東京都で栽培されたキュウリから許容濃度を超えるディルドリンが検出されたのです。使用が禁止されてから30年も経っています。これは土壌中に残っていたディルドリンをキュウリが吸収したものと考えられています。

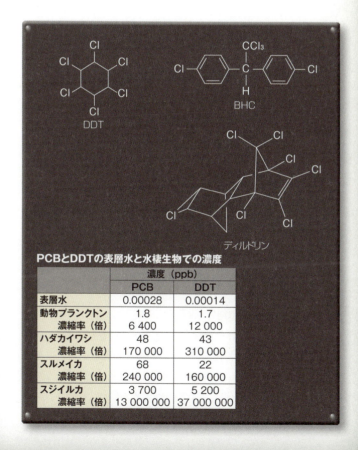

PCBとDDTの表層水と水棲生物での濃度

	濃度（ppb）	
	PCB	DDT
表層水	0.00028	0.00014
動物プランクトン	1.8	1.7
濃縮率（倍）	6 400	12 000
ハダカイワシ	48	43
濃縮率（倍）	170 000	310 000
スルメイカ	68	22
濃縮率（倍）	240 000	160 000
スジイルカ	3 700	5 200
濃縮率（倍）	13 000 000	37 000 000

11 | 有機リン系殺虫剤、カーバメート系殺虫剤

　現在世界中で使用されている殺虫剤は、有機リン系殺虫剤とカーバメート系殺虫剤です。

A：有機リン系殺虫剤

　園芸に興味をおもちの方なら、**オルトラン、マラソン**乳剤、**スミチオン**などの名前を聞いたことがある、あるいは使ったことがあるのではないでしょうか？　これらはすべて有機リン系の殺虫剤です。

　有機リン系というのは、リンPを含んだ有機化合物です。この系の代表はサリン、ソマン、VXでしょう。そうです、化学兵器です。有機リン系殺虫剤というのは、これら猛毒化学兵器の親戚、それらの毒性を弱めたものということができます。

　したがって、この殺虫剤の毒の機構はサリンなどと同じです。すなわち、筋肉に結合した神経伝達物質のアセチルコリンを分解する酵素のはたらきを阻害するのです。当然、これらの殺虫剤で中毒した場合の症状は、サリンでやられた場合と同じです。すなわち、倦怠感、頭痛、吐き気などの症状がでて、重篤な場合には瞳孔の収縮、意識混濁、痙攣などを起こして死に至るというものです。

B：カーバメート系殺虫剤

　カルバリル、ボクサーなどの商品名ででている**カーバメート系**殺虫剤は、神経毒の殺虫剤です。すなわち有機リン系殺虫剤と同様に体内のコリンエステラーゼの活性を阻害し、体内にアセチルコリンの蓄積をもたらします。その結果として、有機リン系殺虫剤と同様の、アセチルコリン作動性の症状が現れます。

第4章　人間がつくりだした毒

　しかしカーバメート系殺虫剤はコリンエステラーゼと複合体を形成して、その働きを阻害するため、有機リン系殺虫剤とはその作用機序が異なります。一般にカーバメート系は残効毒性が高く、殺虫効果も高いといわれます。

オルトラン

マラソン

スミチオン

カーバメート系殺虫剤の一種

12 ネオニコチノイド殺虫剤

ニコチノイドというのは、タバコに含まれる**ニコチン**に似ているという意味です。

A:作用機構

ネオニコチノイド殺虫剤も神経毒です。すなわち、神経細胞の連結部にある神経伝達物質、アセチルコリンの受容体に結合し、いわばニセの情報伝達によって神経を興奮させ続けることで昆虫を死に至らしめるものです。

アセチルコリンは、人間の神経伝達物質としても働きます。そのため、ネオニコチノイド系農薬のヒトの脳への影響、とりわけ胎児・小児など脆弱な発達中の脳への影響を懸念する意見もあります。

B:ミツバチ問題

それより現在問題にされているのは、ミツバチへの作用です。近年、ハチのコロニーが突然崩壊して、大量のミツバチが忽然と姿を消す「蜂群崩壊症候群」が世界各地で起きています。すでに北半球のミツバチの1/4が姿を消したといわれています。

原因は、寄生生物や食料源の減少による栄養不良など複数の要因が考えられています。なかでも問題視されているのがネオニコチノイド系農薬の影響です。

というのは、蜂群崩壊症候群が起こるようになったのは1990年代初頭からであり、これは作物の種にネオニコチノイド系農薬をコーティングする使用法が始まった時期と一致します。この使用法だと農薬が花粉や蜜に移行しやすく、ミツバチに影響がでやすいというのです。

第4章　人間がつくりだした毒

　このため、EU諸国はネオニコチノイド系農薬のうち特に有害と認められるものを種子処理に用いることを暫定的に禁止し、2015年12月に再評価を行う予定にしています。しかし、米国や日本のように、もっかのところ具体的な対策を取っていない国もあります。また、ネオニコチノイド系農薬と蜂群崩壊症候群の関係について否定的な研究者もあり、問題の決着はついていません。

　しかし、ミツバチが姿を消したことは事実です。なにが原因にしろ、不気味な話です。

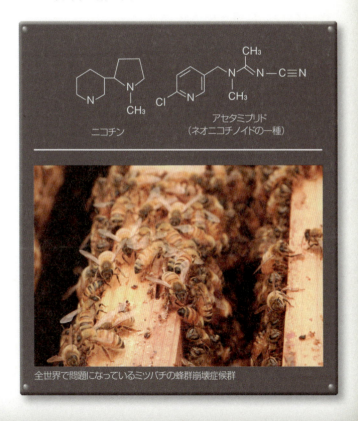

全世界で問題になっているミツバチの蜂群崩壊症候群

13 | 人工甘味料

　私たちは甘いものというと砂糖（**スクロース**）を思いだします。しかし甘いものは、果物や蜂蜜、水あめなどたくさんあります。これらの甘味は果糖（フルクトース）やブドウ糖（グルコース）、麦芽糖（マルトース）などです。しかし、20世紀初頭から、これら天然の甘味成分でなく、人工的につくりだした甘味物質、人工甘味料がでまわるようになりました。

　そのきっかけになったのが**サッカリン**です。サッカリンは砂糖の数百倍も甘いということで第一次世界大戦を契機に大量に用いられましたが、1960年代に発がん性が指摘され、使用が制限されました。しかしその後疑いは消え、現在では各国で広く使用されています。

　しかし、なかには危険性が明らかになって使用禁止になったものもあります。**ズルチン**はそのようなものの典型です。ズルチンは砂糖の250倍の甘さをもち、サッカリンと違って苦い後味がありません。そのうえ安価に製造できたため、日本では戦後になって大量に使用されました。しかし中毒事故が多発し、肝機能障害や発癌性などの毒性が認められたため、1969年から使用禁止となりました。しかしその後も中国から輸入された食品から検出されたことがあり、検査が続けられています。

　チクロも発癌性や催奇形性の疑いが指摘されました。そのため、アメリカや日本では1969年に食品添加物の指定を取り消し、使用が禁止されました。しかし、この疑いを否定する研究結果もあり、中国、カナダ、EU圏などでは現在も使用されています。

　アスパルテームがフェニルケトン尿症の患者に悪い影響を与え

第4章　人間がつくりだした毒

ることはよく知られており、少なくとも日本の患者はそのことを知っており、摂取しないように注意しているはずです。

　最近業務用として用いられるようになった**スクラロース**は、砂糖スクロースに8個あるOH基のうち3個を塩素Clに置き換えた有機塩素化合物です。そのため害を心配する声もあるようですが、実害の例はないようです。

スクロース

スクラロース

サッカリン

ズルチン

チクロ

14 | シンナー

　シンナーはペンキやニスなどの有機物を溶かして薄める溶剤のことをいいます。シンナーはさまざまな有機溶媒の混合物であり、その成分はシンナーの種類、製造会社によって違います。かつてのシンナーには、**トルエン、キシレン、メタノール、酢酸エチル**などが含まれていました。

　1960年代後半から、若者の間にシンナー遊び（アンパン遊びともいう）なるものが流行しました。これはシンナーをビニールの袋などに入れ、そのにおいを嗅ぐというものです。トルエンやキシレンには幻覚作用と習慣性があります。

　このようなものが入ったシンナーを吸引すると、最初は強い快感と幸福感を感じるといいます。しかしその後は急激に副作用が強まり、全身の筋肉の劣化、骨の軟化、生殖器への障害などが現れます。そして妄想、幻聴、幻覚が現れます。しかし、習慣性のためやめることが困難です。そのため、最終的には意識不明の重体や死亡に至るというものです

　現在の一般市販のシンナーには、このような危険なものは入っていません。しかし工業用のものには入っており、さらにトルエンやキシレンは手続きさえすれば購入することは可能です。

　アンパン遊びが下火になった1990年代から代わって現われたのがガスパン遊びだそうです。これはアンパンのアンをガスに置き換えたもので、要するに空気以外の気体、ガスを吸うものです。用いられるガスはガスライター充填用のブタンガス、各種スプレーに用いられているプロパンガスなどいろいろです。吸引自体は法律（麻薬および向精神薬取締法、覚せい剤取締法など）で禁じ

られていませんが、そのまま進めば麻薬常習者に移行する恐れもあるので、補導や社会的な啓発活動が行われています。また、ブタンガスはライター補充用として100円ショップでも売っていますが、未成年者に売るのは自粛されています。

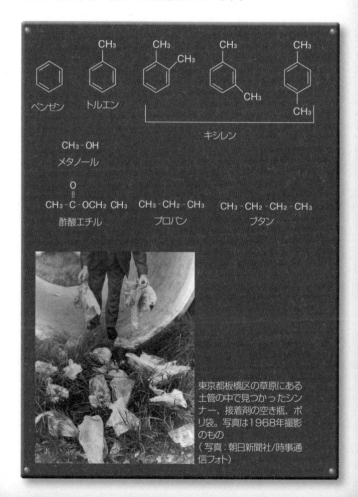

東京都板橋区の草原にある土管の中で見つかったシンナー、接着剤の空き瓶、ポリ袋。写真は1968年撮影のもの
（写真：朝日新聞社/時事通信フォト）

15 タバコ、大麻

タバコはタバコの葉を乾燥して刻んだものです。大麻は麻の葉や花冠を乾燥したもの、あるいは茎から摂った樹液を乾燥、固体化させたものです。

A：タバコ

タバコを吸うと脱力感を感じ、発汗が起こります。大量に吸うと呼吸困難、悪心、嘔吐のほか視力減退、散瞳と縮瞳の交替などが起こり、最悪の場合には死に至ります。

タバコには**ニコチン**や**タール**などの有害物質が含まれています。ニコチンのLD_{50}は青酸カリより少なく、青酸カリより強い毒です。またタールには発がん性が認められます。

B：大麻

大麻の原料は麻です。麻は麻布の原料として昔から栽培されてきました。栽培者が麻畑に入ると特有の精神的状況になったといい、それを「麻酔い」と言ったそうです。

現在問題になっている大麻・マリファナは、この麻から取ったものです。つまり、麻の葉を乾燥したもの、および樹液を固体化したものを大麻、あるいはマリファナというのです。

大麻を摂取するにはタバコのように火をつけて煙を吸引します。大麻にかぎらず覚せい剤を摂取するには経口、注射などがありますが、急速に吸収され、しかも効果が大きいのが煙としての吸引です。それは嗅覚器官と、脳の海馬領域が距離的に近いことが原因といわれています。

大麻の成分は**テトラヒドロカンナビノール**THCといわれるものです。これを吸引すると急性の中毒性精神病を起こす場合があ

第4章 人間がつくりだした毒

ります。また循環器系への影響も大きく、心拍数増加を引き起こすことが知られています。しかし、命にかかわるような中毒例はあまりないようです。

しかし、社会生活を営むうえでの影響は大きく、アメリカの例では、常習者は高校、大学を卒業する可能性が約60％低いとされます。またのちの人生で自殺を試みる可能性が常人の7倍となり、大麻以外の違法薬物を使用する可能性は常人の8倍高いといわれています。

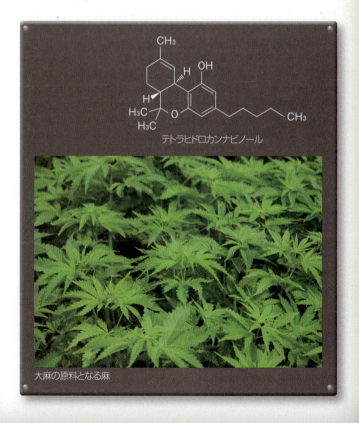

テトラヒドロカンナビノール

大麻の原料となる麻

16 | エタノール、メタノール

　酒類の中に入っているのは**エタノール**です。一挙に大量に飲むと急性アルコール中毒で命を失います。インドやロシアでは酒に**メタノール**を入れて販売する悪人がいるようです。飲むと失明や死亡につながります。

A：エタノール

　エタノールを飲むと体内の酸化酵素によって酸化されて**アセトアルデヒド**になります。これは有害物質であり、二日酔いの原因になります。しかし、これも酸化されて酢酸になり、最終的に二酸化炭素と水になります。しかし、酸化酵素が足りないと、アセトアルデヒドがいつまでも体内に残り、二日酔いが継続することになります。酸化酵素の量は遺伝で決まります。

B：メタノール

　メタノールも酸化されて**ホルムアルデヒド**になります。これはシックハウス症候群の原因物質であることからわかるように毒物です。さらにこれが酸化されてできるギ酸も劇物です。したがってメタノールを飲むと悲惨なことになるのです。

　それでは失明するのはなぜでしょう？　それは酸化酵素が目の周囲にたくさんあるからなのです。血流に乗って運ばれたメタノールは、目の周囲にきたときに酸化されて毒物に変化するのです。

　目の視細胞にはレチナールという視覚分子が存在します。これはビタミンAを酸化してつくります。また、ビタミンAは野菜の有色分子であるカロテンからつくることができますが、この反応がまた酸化反応であり、酸化酵素を必要とします。このようなことで、目の周囲には酸化酵素が多いのです。

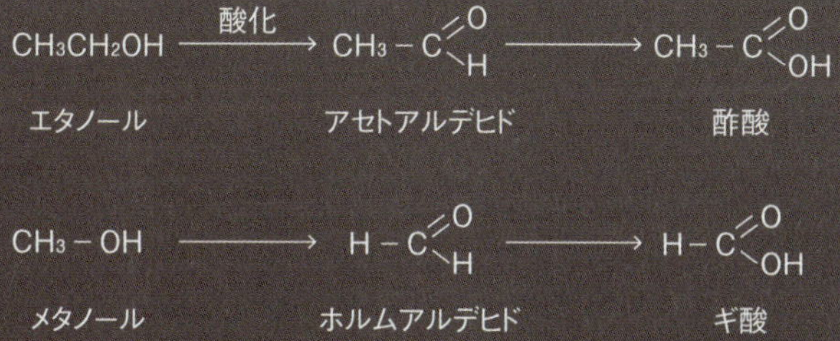

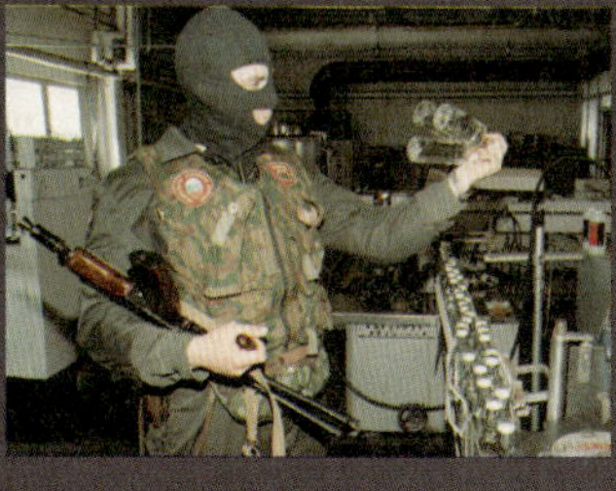

第4章　人間がつくりだした毒

$$CH_3CH_2OH \xrightarrow{\text{酸化}} CH_3-C\begin{smallmatrix}O\\H\end{smallmatrix} \longrightarrow CH_3-C\begin{smallmatrix}O\\OH\end{smallmatrix}$$

エタノール　　　　　　　　アセトアルデヒド　　　　　　　酢酸

$$CH_3-OH \longrightarrow H-C\begin{smallmatrix}O\\H\end{smallmatrix} \longrightarrow H-C\begin{smallmatrix}O\\OH\end{smallmatrix}$$

メタノール　　　　　　　　ホルムアルデヒド　　　　　　　ギ酸

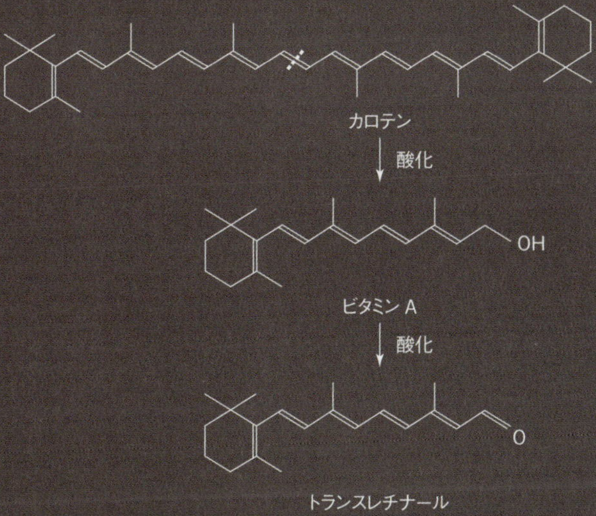

カロテン

↓ 酸化

ビタミン A

↓ 酸化

トランスレチナール

モスクワの密造酒工場摘発作戦
で、ウォッカのビンを手にする特別
調査員
（写真：AFP＝時事）

17 麻薬

　「麻薬」という言葉は、コカインや合成麻薬など、脳に働くいろいろな有害物質をまとめて指すことがありますが、本来はケシの実から採った物質を指します。

　ケシの花が終わったあとにできる丸い果実をケシボウズといいます。若いケシボウズに傷をつけると樹液がでます。これを集めて固化、樹脂化させたものをアヘンといいます。アヘンはそのまま燻蒸して喫煙することもありますが、多くの不純物を含むため、さらに精製します。

　このようにして得られるのが麻薬の主成分として知られる**モルヒネ**と**コデイン**です。コデインは体内に入ると代謝されて、その約10%がモルヒネに変化するといわれます。モルヒネに無水酢酸などを作用させると**ヘロイン**になります。ヘロインは麻薬の女王と呼ばれ、その麻薬作用、有害性ともに最高の物質です。

　麻薬の有害性は、心身両方に対する害毒と、依存性です。麻薬を摂取すると血圧上昇、脈拍亢進、瞳孔拡散などの症状が現れます。同時に錯覚が起き、妄想、幻覚、幻聴などが起きます。症状が激しいときには体温が上昇し、痙攣を起こします。こうなったら至急適切な医療措置を施さないと命を失うことになります。

　麻薬の怖いところは命を落とさなくても依存症になり、麻薬を摂取しないと禁断症状が現れることです。このようにして繰り返し摂取を続けるうちに身も心もボロボロになり、廃人となってしまうというものです。

　しかし、モルヒネは医薬品としても用いられます。それは鎮痛剤です。特に末期がんからくる痛みにはモルヒネの鎮痛効果が最

高といいます。このように鎮痛剤として使ったモルヒネは、脳の痛み感受性部分にのみ作用するので、依存症になることはないといいます。ヘロインは高い鎮痛効果がありますが、依存症を起こす確率も高いため、鎮痛剤としては用いられません。ヘロインはもっぱら「悪の女王」といったところです。

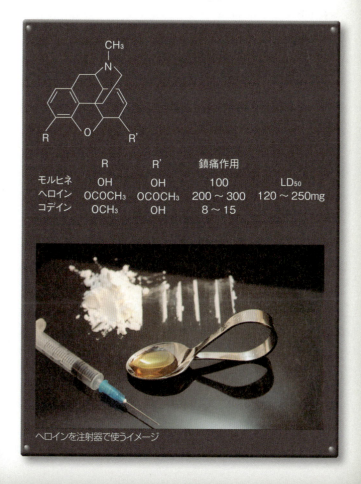

ヘロインを注射器で使うイメージ

18 覚せい剤

　脳に有害な作用をおよぼす物質のうち、メタンフェタミンとアンフェタミンを覚せい剤といいます。

　日本薬学会の生みの親といわれる長井長義が、1885年に麻黄という植物から**エフェドリン**という物質を取りだしました。これはゼンソクの治療に効果があったので、人工的に合成しようと研究をしているときに発明されたのが**メタンフェタミン**でした。1893年のことでした。**アンフェタミン**はルーマニアの化学者によって1887年に合成されています。

　薬効を調べると、メタンフェタミンとアンフェタミンには睡眠薬と逆の効果、すなわち、眠気を取って覚醒させるというのです。そこから「覚醒剤」という名前ができました。それだけでなく、摂取者を元気づける、勇気づける、恐怖感を忘れさせるなどの効果もありました。そのため、軍部は危険な任務に就く戦士にメタンフェタミンを配布したのです。

　戦後、メタンフェタミンはヒロポンという商品名で一般市販されました。ヒロポンという名前は"疲労をポンと取ってくれる"というふざけたことからつけられました。

　しかし、ヒロポンの薬効は疲労を"感じなくさせる"だけであり、疲労を回復させるわけではありません。ヒロポンを続けるうちに実際の疲労がたまり、体を壊します。その上ヒロポンには依存性がありました。このようにして戦後の一時期、大きな社会問題となったヒロポン中毒が起こりました。

　もちろん、覚せい剤は禁止され、厳重な取り締まりの対象になりましたが、現在でも地下に潜んで取り引きされ、多くの被

第4章 人間がつくりだした毒

害者を産んでいることはご存じのとおりです。このようなものを売る人は暴力団関係者が多いようですが、もし彼らが自分で用いたら、「指詰」を命じられるということです。覚せい剤の怖さをいちばんよく知っているのは売っている本人たちというわけです。

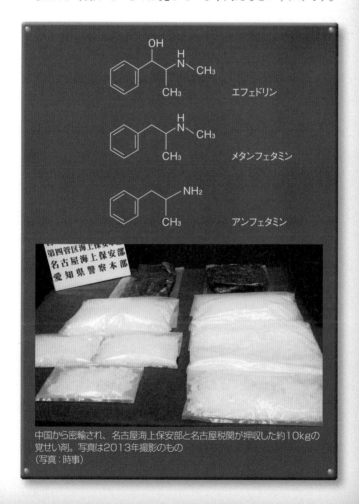

中国から密輸され、名古屋海上保安部と名古屋税関が押収した約10kgの覚せい剤。写真は2013年撮影のもの
(写真：時事)

19 危険ドラッグ

　危険ドラッグが蔓延しているようです。まさしく"危険"としか
いいようがありません。

Ａ：危険ドラッグ

　危険ドラッグというのは、法の目を潜り抜けた麻薬様物質、ド
ラッグのことをいいます。以前は法に適っているということで「合
法ドラッグ」といいました。しかし危険なものを合法などというの
はいかがかということで「脱法ドラッグ」となりました。それでも
甘いというので現在では「危険ドラッグ」といわれます。

　そもそもどのようなものかというと、ハーブと称する適当な乾
燥植物に合成麻薬をしみこませたものです。摂取者は食べるとか
飲むとか燻蒸するとかして用います。その結果は麻薬中毒です。
急性の麻薬中毒状態で自動車を運転して歩行者に突っ込んだり、
包丁で無関係な人に切りつけたりと危険このうえもありません。

　なぜこのようなものを取り締まれないかというと、現在法律で
取り締まるためには薬物の分子構造を特定しなければならないか
らです。当局が苦労して構造を決めたときには、製作者は別の
薬物をつくっています。前項のメタンフェタミンとアンフェタミン
を比べてください。両者の作用は同じようなものですが、構造が
スコーシ違います。

Ｂ：規制

　取り締まる側は、それぞれの構造で取り締まりますが、つくる
側は構造をほんの少し変化させれば、違法ではなくなるのです。

　しかし、つくる側は販売する前に、その新規開発ドラッグの効
用や危険性を臨床試験しているでしょうか？ しているはずがない、

第4章　人間がつくりだした毒

ということでしょう。すなわち、危険ドラッグに用いられているドラッグがどのように危険なものなのかは誰も知らないのです。摂取者がモルモット代わりになっているのです。モルモット（摂取者）が死んだら、「オッ、強すぎたかな？」とか言って、それを今後使わなければよいだけです。

こういうものを取り締まるには、個別の分子構造で指定するのでなく、類似品をまとめて指定するなど、ひとくくりしての方法を取らないとだめなのではないでしょうか？

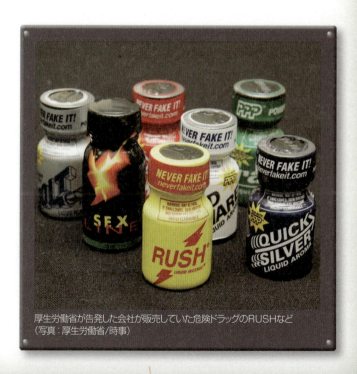
厚生労働省が告発した会社が販売していた危険ドラッグのRUSHなど
（写真：厚生労働省/時事）

20 放射性物質

　すべての物質は原子からできていますが、原子はまた電子と原子核からできています。原子核は原子と同じように反応します。これを原子核反応といいます。原子核反応の結果、原子核から飛びだしてくるものを**放射線**といいます。

　放射線をだす物質を**放射性物質**、放射線をだす性質を**放射能**といいます。ですから、すべての放射性物質は放射能をもっていることになります。

　これらの関係は野球にたとえるとよくわかります。被害者にぶつかってケガをさせるのはボール（放射線）です。それを投げたのはピッチャー（放射性物質）です。放射能はピッチャーとしての能力のことです。

　危険な放射線には、α線、β線、γ線、中性子線などがあります。エネルギーが大きくて危ないのはα線ですが、これは大きいので透過力が弱く、アルミ箔程度で遮蔽できます。危険なのは中性子線で、これを遮蔽するには厚さ数mの鉛板が必要といいます。しかし、不思議なことに水はよく遮蔽してくれます。

　福島第一原発の事故で、放射性物質が飛散しました。放射性物質はその名前のとおり、物質です。花粉のようなものと思えばよいでしょう。全身を覆えば体にはつきません。家に入るときには衣服を外で脱げばよいでしょう。放射性物質がなければ放射線は出ない道理です。

　放射性物質の塊が使用ずみ核燃料です。これは強力な各種放射線を大量に放出し続けます。そのため、冷却と遮蔽の両方の目的でプールに保管します。しかし、原子核反応は息の長い反

第4章　人間がつくりだした毒

応です。短いものは数日で収まりますが、長いものは何百年、何千年、イヤそれ以上続きます。使用ずみ核燃料をそんなに長い期間、どこにどのようにして保管するのか？　この問題に一応の解決策を与えたのはスウェーデンとノルウェーだけです。ほかの国は日本も含めて検討中です。原子炉が稼働している現在、この瞬間にも使用ずみ核燃料は増え続けています。頭の痛い問題です。

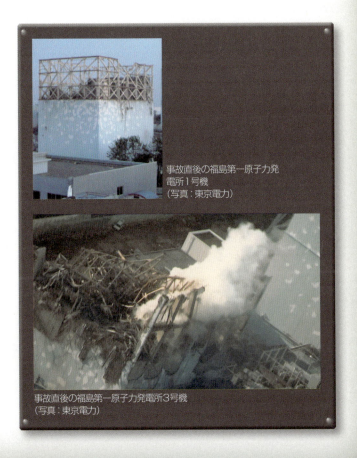

事故直後の福島第一原子力発電所1号機
（写真：東京電力）

事故直後の福島第一原子力発電所3号機
（写真：東京電力）

137

21 | SOx, NOx

　人間によって生産された毒物のなかには、人間が意図せずにつくりだしてしまったものもあります。SOx、NOxはそのようなものです。

A：SOx：イオウ酸化物

　イオウSの酸化物にはいろいろの種類があります。それらをひっくるめて、イオウSとx個の酸素Oが結合したものという意味で**SOx**と表します。そして読み方をソックスとするのです。

　SOxはおもに石炭、石油などに不純物として含まれるイオウ含有物の燃焼によって生じます。亜硫酸ガスSO_2が水に溶ければ強酸の亜硫酸H_2SO_3が生じるように、SOxは水に溶ければ酸となります。雨は空気中を落下する水滴です。当然、空気中のSOxを溶かして酸性雨となります。

$$SO_2 + H_2O \rightarrow H_2SO_3$$

　日本ではSOxは脱硫装置の普及によって低減しました。しかし、お隣の中国では盛大に出し続けているようです。それが黄沙に乗って日本にやってくるそうです。黄沙だけでも大変なのに困った話です。

B：NOx：窒素酸化物

　SOxと同じ理由で窒素Nの酸化物はまとめて**NOx**、ノックスと呼ばれます。NOxの一種であるN_2O_5が水に溶ければ強酸の硝酸HNO_3となるように、NOxも雨に溶ければ酸性雨の有力な原因となります。NOxはさらに光化学スモッグの原因となります。

　NOxも化石燃料の燃焼によって生じるのですが、その対策ははかばかしくありません。三元触媒によって低減されるのですが、

第4章 人間がつくりだした毒

この触媒はプラチナ、パラジウムなどという高価な貴金属を原料とします。そのため高価で使いにくい面があります。

最近起こったドイツの自動車メーカーＶＷ社の不正事件は、この高価な触媒をできるだけ使わないようにしよう、との企みから起きたものといってよいでしょう。

SO_x、NO_x は地球に害をおよぼす毒物といってよいでしょう。

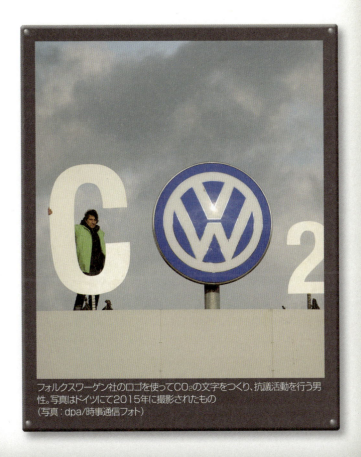

フォルクスワーゲン社のロゴを使ってCO_2の文字をつくり、抗議活動を行う男性。写真はドイツにて2015年に撮影されたもの
(写真：dpa/時事通信フォト)

22 フロン

地球には有害な宇宙線が降り注いでいます。これは放射線の一種であり、β線やγ線、高エネルギーの紫外線などです。これが地表に届いたら、地球上の生命体は全滅するといわれます。

にもかかわらず、われわれ生命体が存続できるのは、宇宙線をさえぎってくれるバリアーがあるからです。これがオゾン層です。オゾン層は成層圏のうち、高度20～25kmのあたりにあるオゾン分子O_3の多い気体の層のことをいいます。ここでオゾン分子が宇宙線のエネルギーを吸収して低エネルギー化してくれているのです。

ところが1980年代に、南極上空のオゾン層にオゾンのない空間、オゾンホールができていることが発見されました。オゾンホールは年々広がってゆき、そこから侵入した宇宙線によって、皮膚ガンや白内障の患者が増えるという事態に発展しました。

原因を追究したところ、**フロン**であることがわかりました。フロンは炭素C、フッ素F、塩素Clだけからできた物質で、人間がつくりだしたものです。沸点の低い気体なので、エアコンの冷媒、スプレーガス、スポンジなどの発泡剤、電子デバイスの洗浄などに大量に使われました。

不要となって大気中に放出されたフロンがオゾン層に上昇し、オゾン分子を壊しているのです。その過程を化学式で示しました。もっとも簡単なフロン分子CF_3Clで示しました。

まずこれが宇宙線によって壊れて2つのラジカル$Cl\cdot$と$CF_3\cdot$になります。$Cl\cdot$はオゾンO_3と反応してオゾンを壊し、O_2と新たなラジカル$OCl\cdot$となります。ところがこの$OCl\cdot$は二分子が

第4章　人間がつくりだした毒

反応してO_2と2個のCl・になります。要するにCl・が再生しているのです。Cl・はまた次のオゾンを壊します。このような反応が繰り返すことによって、1個のフロン分子が何千、何万個ものオゾン分子を壊してしまうのです。

先進国の間ではオゾンの製造使用は禁止されました。オゾンホールの拡大は止まったようです。しかし、北極上空に新しいオゾンホールができたとの話もあり、安心はできません。

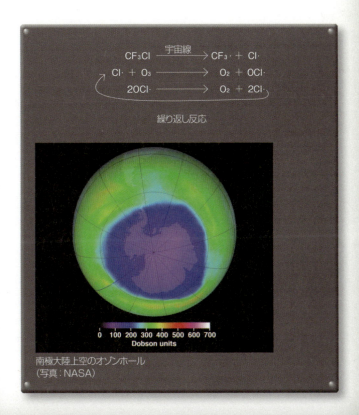

南極大陸上空のオゾンホール
（写真：NASA）

第5章

毒物の事故と事件

最後に、毒によって引き起こされた代表的な事件や事故について述べます。毒が悪意をもつ人間によって使われたときどれほどの被害をもたらすのか、たとえ悪意がなく不注意や知識不足によるものであっても甚大な被害をおよぼすことなどを、この章であらためて認識していただけたらと思います。

01 ナポレオン暗殺

　一代の英雄ナポレオンは1815年ワーテルローの戦いで敗れてセントヘレナ島に流され、1821年に亡くなりました。死因は胃がんでした。ナポレオンの家系は胃がん系で、ナポレオンの父も39歳の若さで胃がんで亡くなっています。

　しかし、この死因に疑問をもった人がでてきました。スウェーデンの中毒研究者ステン・フォーシュットです。彼はナポレオンの従者が残した日記を読んで、ナポレオンが**ヒ素**で暗殺されたとの疑いをもったといいます。

　フォーシュットがナポレオンの死後の髪を入手して検査したところ、多量のヒ素が検出されました。ナポレオンと同時代の人のヒ素の平均値が0.08ppmなのに対して、ナポレオンの髪からは最低で2.8、最高で51.2ppmと明らかに異常な数値がでました。ナポレオンがヒ素中毒で亡くなったことを示唆するものです。

　疑問に思ったパリ警視庁毒物学研究所は3種類のナポレオンの髪について鑑定しました。2種類はセントヘレナに流される前、1種類は死後のものです。その結果、すべての髪から15〜100ppmという高濃度のヒ素が検出されました。

　これはナポレオンがセントヘレナに流される前からヒ素中毒であったことを示すものではあっても、セントヘレナで暗殺されたことを示すものではありません

　ナポレオンの髪にヒ素が多かったのは、彼の好みであった緑色の壁紙に原因があるといいます。この壁紙の顔料にはヒ素が用いられ、これをカビが食べて有機ヒ素にし、それが空気中に浸出したのをナポレオンが吸い続けたというのです。

第5章 毒物の事故と事件

　ところが、髪のヒ素濃度を詳細に調べたところ、髪の部分によって濃度に濃淡があったといいます。壁紙からでたものを吸っていたのなら、毎日吸うのだから、濃淡はでないはずといいます。やはり暗殺されたのかも？

　ところが、根本的な疑問もあります。この髪は本当にナポレオンのものなのか？ ということです。ナポレオンの遺骸はパリの廃兵院に埋葬されています。それから髪を採取すれば確実です。ところが、昔からナポレオン替え玉説というのがあり、この遺骸がナポレオンのものと断定するにはこだわりがあるといいます。

　ということで、事の真相は闇の中ということになります。

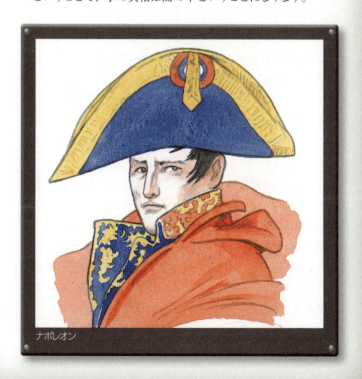
ナポレオン

02 ローマ教皇の毒

　ローマ教皇といえば、カトリック教会のトップに立つ人であり、神の代弁者のような人です。そのような人が毒と関係があるとは、しかも、何人もの人を家伝の毒で殺していたとはどういうことでしょう。

　第214代ローマ教皇、アレクサンデル6世は在位が1492〜1503年と、ルネッサンス真っ盛りの時期にバチカンを支配した人物です。彼はスペインの田舎貴族の出身でしたが、上昇志向の強い野心家で、あらゆる術策を弄してローマ教皇になりました。

　教皇になってからも彼の野心は留まりませんでした。幸いなことに彼は子供に恵まれました。娘のルクレティア・ボルジアはルネッサンス期きっての美貌を誇りますし、息子のチェーザレ・ボルジアはイケメンのうえに知力・胆力にすぐれていました。

　教皇はこの2人と手を取りあって、当時のイタリアの有力者の追い落としにかかりました。なんだかんだと難癖をつけては教会の牢獄につなぎ、家伝の猛毒**カンタリジン**と**ヒ素**を用いて殺します。その後は家財没収です。このようにして手に入れたお金がラファエロやボッチチェルリに渡ってあの美人画が誕生したのですから、まさしくルネッサンスの裏と表です。

　カンタリジンはスカラベ（フンコロガシ）の乾燥したものをドウヤラコウヤラといいますが、フンコロガシ（昆虫の名前）に毒がないのは明白です。したがってカンタリジンはいまとなっては正体不明の毒です。

　このようなことですから、当時のイタリアの貴族はヒ素による暗殺におびえていました。そこで思いついたのが第4章で見た銀

第5章　毒物の事故と事件

食器だったのです。しかしそのおかげで銀食器の使用が(貴族の間で)一般化され、すぐれた銀工芸が発達したことを考えれば、ヒ素という毒物も少なくとも工芸、おおげさにいえば芸術に貢献したといえなくないのかもしれません。

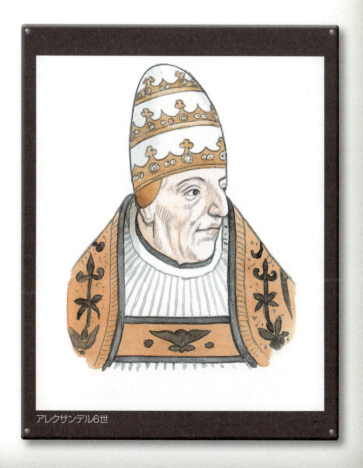

アレクサンデル6世

03 ローマ皇帝の毒

　古代の大国家、ローマ帝国の皇帝は立派な人がなったものと思われますが、かならずしもそうではありません。第3代皇帝であったカリギュラの好色と残忍さは目にあまるものがあります。第4代皇帝のクラウディスは痛風で言語障害があり、第5代皇帝のネロのキリスト教徒に対する残虐さとローマに火を放った非道は語り継がれるところです。

　なぜこのようなことになるのでしょう。ネロだって17歳で皇帝になったときには将来を嘱望されたでしょうに。その理由の1つに鉛を挙げる説があります。当時のワインは醸造技術の低さのせいで、酢酸発酵が同時に進んだせいか、とにかく酸っぱかったようです。

　酸っぱくてマズければ飲まなければよさそうなものですが、酔いがほしかったのでしょう。それでもよく飲んだようです。

　そのうちによい手を思いつきました。ワインを鉛の鍋で暖めるのです。すると甘くなります。これには化学的な根拠があります。ワインが酸っぱいのは酒石酸という酸のせいです。ところが、酒石酸と鉛が結合した酒石酸鉛は甘いのです。また酢酸と鉛が結合した酢酸鉛は鉛糖あるいは土糖という名前がついているほど甘いのです。

　この操作はワインに甘味を加えて酸っぱみをごまかすのではありません。酸っぱいものが甘くなるのです。したがって、酸っぱいワインほど、甘味成分がたくさんできることになります。

　ネロはこれをガブ飲みして鉛中毒になったのだといいます。鉛は神経毒です。ネロだけでなく、カリギュラも、次のクラウディ

第5章 毒物の事故と事件

スも鉛中毒だったのかもしれません。

当時のローマには水道があり、水道管には鉛が用いられていたといいます。もしかしたら、ローマ人全体が鉛中毒？ とも思いますが、そうではなかっただろうといいます。というのはローマの水は硬水であり、鉛の表面は缶石でおおわれてしまって、鉛が直接水に触れることはなかったのではないかというわけです。

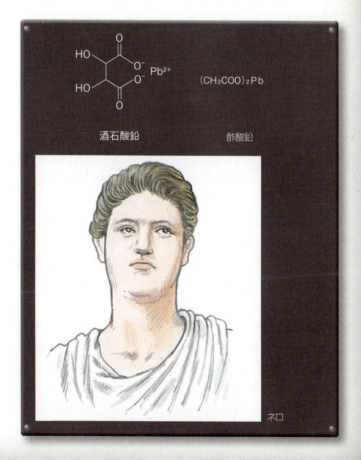

04 中国皇帝の毒

　中国が好きなのは不老不死です。地上の権力をすべて手にした中国皇帝が最後に望むのは不老不死です。不老不死の薬を仙薬といいます。

　仙薬にもいろいろあるのでしょうが、歴代の中国皇帝が愛用したものがあるといいます。それがナント水銀Hgなのです。

　水銀は銀色に輝く液体の重い（比重13.6）金属です。表面張力が大きいので、手の平に載せると丸い粒となって休むことなく転がります。この様子はまるで生きているようです。

　この水銀を400℃ほどに加熱すると酸化水銀HgOとなって黒い塊になります。水銀が死んだのです。ところがこれをさらに加熱して500℃ほどにすると、分解してもとの輝く水銀になります。生まれ変わったのです！　フェニックスの再生だ！　とでも思ったのでしょう。これを飲んだらオレも再生できるようになる。悲しいほどの誤解ですが、とにかく中国皇帝は水銀含有仙薬を丹薬などと称して飲み続けました。その結果、当然水銀中毒になって顔は土色、声はしわがれ、神経毒の水銀のせいでむやみに怒りっぽくなって、と常人とは思えず、まさしく「神の領域」に近づいたように思えたのでしょう。

　古代の中国皇帝の行状は細かく記録されています。それを見ると、この皇帝とこの皇帝、というように何人かの皇帝を指摘することができるといいます。秦の始皇帝もその1人といいます。

　結局よろこんでいたのは、皇帝が廃人になることによって、自分たちの思いどおりの政治をやることができるようになった宦官たちなのでしょう。もしかしたら、水銀の害を知りながら皇帝に

第5章 毒物の事故と事件

飲ませ続けたのかもしれません。

　仙薬の処方箋は日本にも渡ってきたといいますから、もしかしたら歴代天皇のなかには口にした方もおられたかもしれません。

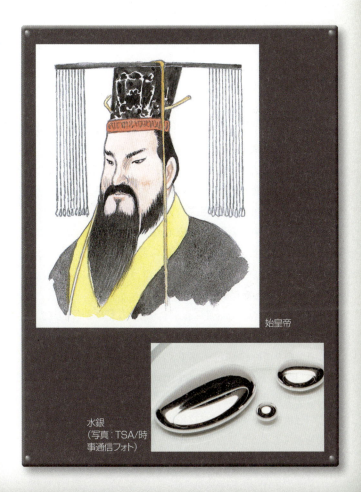

始皇帝

水銀
(写真：TSA/時事通信フォト)

05 大仏様の毒

奈良の大仏はブロンズ製でチョコレートのような色をしていますが、天平時代に完成したときには金色に燦然と輝いていました。全身金メッキをされていたのです。

電気のない天平時代にどのようにして金メッキをしたのでしょう？ 金メッキは電気がなくてもできます。金を水銀に溶かすと泥状の合金、アマルガムになります。これを大仏の全身に塗ります。その後内部から炭でも当てて加熱すると、沸点が357℃と低い水銀は気体になって蒸発してしまいます。あとには金だけが残って、メッキ完成というわけです。記録によると、金9トン、水銀50トンを使ったといいます。

これだけの水銀が蒸気となって奈良盆地に立ち込めたのです。大気汚染、土壌汚染、水質汚染、きっと大変だったことでしょう。この土地は呪われている、などと心の中で思いながら暮らしていたのかもしれません。平城京は中国の長安を模した都でしたが、80年ほどで長岡京へ遷都したのはそのような理由もあったのではないかという説もあります。

東大寺の二月堂では3月にお水取りという行事が行われます。これは2月堂の前にある若狭井という井戸から水をくみ、それによって奈良を清めるという行事です。この行事の一週間ほど前に、福井県（昔の若狭の国）の神宮寺ではお水送りの行事が行われます。この水が若狭井に届くのだそうです。

この行事のクライマックスは8人の僧が大きな松明を抱え、火の粉を散らしながら二月堂の回廊を駆け回る行事です。これを達陀の行といいます。

第5章　毒物の事故と事件

　ダッタンとはサンスクリット語で「焼き尽くす」という意味だそうですが、ダッタンは「脱丹」とも書くそうです。丹は昔の言葉で硫化水銀のことです。するとお水取りは水銀から脱出する、すなわち、水銀公害を撲滅する行、ということになります。

　すると、当時の人たちも、水銀の毒性を知っていたことになります。真実はどうだったのでしょう？

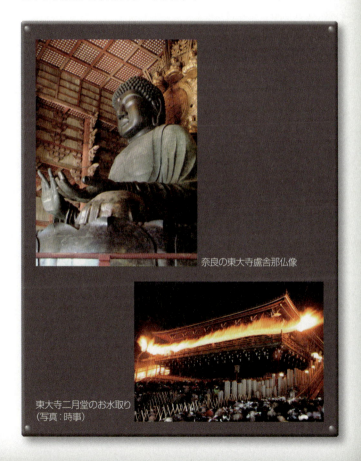

奈良の東大寺盧舎那仏像

東大寺二月堂のお水取り
（写真：時事）

153

06 白粉の毒

　現在の白粉（おしろい）には鉛や水銀は用いられていませんが、明治期まで
の白粉は酸化鉛PbO_2や塩化水銀Hg_2Cl_2の粉末でした。当然毒
性です。当時の女性は命をはって化粧をしていたのです。当然、
多くの人が被害を受けたことでしょう。

　被害を受けたのは将軍も同じです。大奥は時代が下るにつれ
て華美になり、女性は白粉を顔に塗るだけでなく胸や背中にま
で塗ったといいます。これは将軍の乳母も同じです。つまり、将
軍は鉛入りのオッパイを飲んで成長したのです。幼くして鉛中毒
になっていた可能性は十分です。

　13代将軍徳川家定は病弱でしたが、脳性麻痺を疑わせる症状
があったという説もあり、鉛中毒だった可能性があります。また、
将軍家ではだんだん男児の出生が少なくなり、御三家から将軍
を迎えるようになりましたが、これも鉛中毒のせいでは、という
説もあります。

　特にひどかったのが花街で働く花魁、遊女だったといいます。
彼女らも白粉を顔だけでなく、胸にまで塗ります。その胸からオ
ッパイを飲んだ赤ちゃんのなかには命を落とした子もいたかもし
れません。

　歌舞伎役者も被害者でした。さすが明治になると鉛の害が問
題になり、無鉛の白粉もでましたが、延びが悪いといって相変わ
らず鉛入りに人気があったといいます。

　そのようなときに天皇を迎えた天覧の歌舞伎の舞台で、役者
の中村福助に鉛中毒による痙攣が現れ、大きな問題となりました。
これを契機として明治33年に鉛入りの白粉が使用禁止になりま

第5章　毒物の事故と事件

した。しかし、製造禁止になったのははるかに下って昭和9年のことでした。

　白粉を化粧以外に使ったのはヨーロッパ人です。彼らはワインの酸っぱみを消すのに白粉、酸化鉛の粉を加えていました。先に見たローマ人と同じ考えです。

　特にこれが好きだったのがベートーベンといいます。彼の髪からは通常人の100倍の濃度の鉛が検出されています。ベートーベンの難聴は鉛中毒のせいだとする説がありますが、可能性は高いようです。

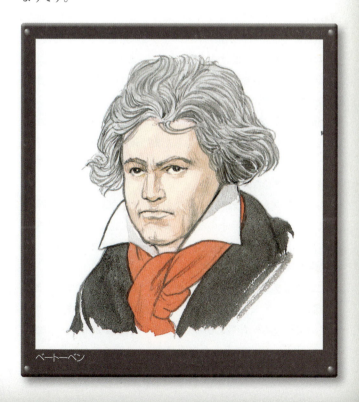

ベートーベン

07 ラジウムガール

　昔、トランジスタグラマーという言葉がありました。真空管全盛の時代にあって小型で高性能なトランジスタにちなんだもので、小柄でグラマラスな女性のことでした。ラジウムガールというのは、そんな浮いた言葉ではありません。

　腕時計の文字盤には光るものがあります。現在の光る文字盤には化学物質を用いた蓄光塗料が塗ってあります。これは光をため込んでおいて、その光を小だしにするものです。しかし、20世紀初期には蛍光塗料が塗られていました。蛍光塗料が光るためにはエネルギーを与えなければなりません。このエネルギー源として用いられたのが放射性物質のラジウム Ra です。ラジウムは放射線のなかでも人体に対する害の大きい α 線をだします。

　1920年代にアメリカのイリノイ州オタワにある工場で、発光時計をつくっていた女性従業員たちが集団被ばくする事件がありました。彼女らは**ラジウム**を含んだ塗料を時計の文字盤に塗る作業をしていました。

　しかし彼女らは、放射線の危険性についてなんの知識も与えられていませんでした。そのため、塗料に手で触れることはもちろん、塗料を塗った筆の穂先をそろえるためになめて穂先を整えていたといいます。

　これではラジウムが体内に入ります。α 線は危険ですが、簡単に遮蔽されてしまいます。皮膚でも遮蔽されるといいます。ですから、ラジウムが体外にあったらあまり心配はないかもしれません。しかし、体内に入ったら遮蔽するものはなにもありません。もろに内臓がやられます。そのため多くの女工達が、顎の骨髄炎

第5章　毒物の事故と事件

や骨肉腫、白血病で苦しみ、亡くなりました。

　残った女工たちのうち5人が提訴して裁判となりました。裁判のなかで、このころにはすでに放射線障害は認知され、工場の経営者や科学者たちはマスクや鉛遮蔽を行って自分たちの安全を確保していたことが明らかになりました。しかし、従業員にはなにも知らせていなかったのでした。

　長い裁判でしたが結局彼女らの勝訴となりました。しかしほどなくして5人全員が亡くなったといいます。

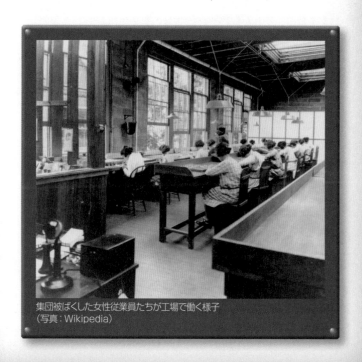
集団被ばくした女性従業員たちが工場で働く様子
（写真：Wikipedia）

08 | 帝銀事件

　終戦間もない1948年、東京には戦災にあった工場の残骸があり、赤痢などの伝染病が蔓延していました。

　これはそのようなときに東京の豊島区にあった帝国銀行で起きた事件です。なお「帝国銀行」は名前はたいそうなものですが、ただの町銀行です。

　業務を終えた午後3時過ぎに、東京都の「防毒消毒員」の腕章をつけた男が銀行に入ってきました。彼は「この辺で赤痢が流行っている。予防薬を飲んでもらう。薬は2種類ある。まず1番目の薬を飲み、それから1分後に2番目の薬を飲むように」と説明し、行員16人全員を呼び寄せました。

　全員の茶碗に1番目の薬を入れて全員で同時に飲みました。ついで1分後、2番目の薬を全員で同時に飲みました。その途端に異常が現れました。あるものは台所に行ってうがいをし、あるものはその場に倒れました。結局10人がその場で絶命しました。死因は青酸性毒物でした。

　半年後、犯人が捕まりました。日本画家の平沢貞道です。当初平沢は犯行を頑強に否定しましたが、ついに自供しました。しかし、裁判が始まると最初から犯行を否認しました。しかし、当時の法律は旧刑事訴訟法であり、自供はなにものより強い証拠とされました。

　そのため、平沢は最高裁で死刑が確定しました。しかし、その後も平沢は再審願いをだし続け、ついに1987年、95歳で肺炎のため獄死しました。

　この事件には不思議なことがたくさんあります。まず、毒の種

類です。解剖結果では青酸性毒物としかいっていません。しかし青酸性毒物には多くの種類があります。もっとも有名なのは青酸カリでしょうが、この場合にはほとんど即死状態になります。今回の状況にはあいません。

そこで登場したのが**シアンヒドリン**です。これは酸で加水分解されることによって本当の毒物である**青酸ガス**HCNを発生します。そのため、飲んでから効果が現れるまで少々の時間がかかります。しかし、シアンヒドリンを保有している化学研究室と日本画家の平沢との間に関係があるとも思えません。

当時の日本における真の支配階級であるGHQと旧日本軍の毒物研究機関であった旧陸軍731部隊の関係が問題視される事件でしょう。

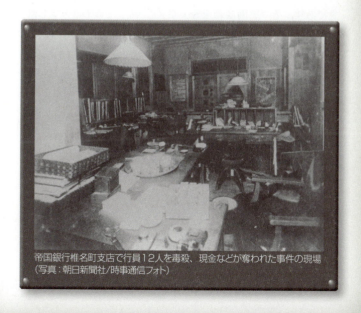

帝国銀行椎名町支店で行員12人を毒殺、現金などが奪われた事件の現場（写真：朝日新聞社/時事通信フォト）

09 森永粉ミルク事件

　戦後10年ですから、戦後まもないともいえないでしょうが、最近の中国を思わせるような事件が何件か起こりました。これは典型的な事件です。

　おもに西日本で起こったことですが、健康な乳児に突然、異変が起きたのです。粉ミルクを溶かして飲ませると、吐き気、嘔吐、下痢、激しい腹痛を起こし、場合によってはショック状態から死んだ子もいました。

　岡山大学医学部が疑問に思って調査したところ、明らかになった患者が12,000人以上で、うち死亡者が130名であることが明らかになりました。さらに調べたところ、そもそもの原因は**ヒ素**中毒であり、その原因は森永粉ミルクにあることがわかりました。つまり粉ミルクに猛毒のヒ素が混ざっていたのです。

　当然ですが、被害者は森永を相手に訴訟を起こしました。しかし、裁判は単純には進みませんでした。森永側は、ヒ素が混入した原因は粉ミルクの安定剤として混入した物質にあると主張したのです。つまり、その安定剤に不純物としてヒ素が混入したことが原因であり、森永に責任はないと主張したのです。この主張が通って一審は森永の勝訴となりました。

　ところがここに思いがけない事実が明らかになりました。森永が安定剤を購入したのと同じ会社から同じ物質を購入していた会社の証言がでてきたのです。それによると、その会社はその物質を清掃資材として購入していたといいます。その会社とは当時の国鉄です。

　国鉄によると、納入された安定剤を検査したところ、ヒ素含有

第5章　毒物の事故と事件

量が多すぎたので返却したというのです。

　清掃資材として購入しようとした会社がその資材を検査し、その結果、危険と判断して購入を断った物質を、乳幼児に与える粉ミルク製造会社が検査もせずに購入し、それを製品に用いるとはなにごとだということで、裁判の流れは大きく変わりました。

　しかし裁判そのものは刑事、民事入り乱れ、最高裁差し戻しまで含めて複雑をきわめました。最終的には原告側の勝訴となりました。しかし、その間、森永製品の不買運動や原告側の分裂など多くの問題も起こりました。

　患者は高齢になりましたが多くの人が現在も後遺症に苦しんでいるといいます。

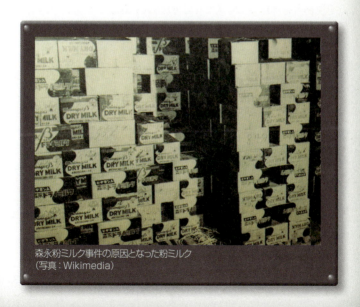
森永粉ミルク事件の原因となった粉ミルク
(写真：Wikimedia)

10 名張毒ブドウ酒事件

事件は1961年に起こりました。三重県名張市の郊外の村の公民館で、地区の農村生活改善クラブの総会が行われました。男性12人と女性20人が出席しました。この席で男性には清酒、女性には白ぶどう酒がだされました。ところがブドウ酒を飲んだ女性17人が急性中毒の症状を訴え、5人が亡くなったのです。

捜査当局が調査した結果、ブドウ酒に農薬が混入されていることがわかりました。農薬は**ニッカリンT**といわれるもので有機リン系の殺虫剤です。これは神経毒であり、LD_{50}が7mgという毒性の強いものです。そのため現在では農薬指定を外されており、農薬としては販売も使用もされていません。

捜査当局は重要参考人として男性3人を聴取しました。その結果、3人のうちの1人、奥西勝の妻と愛人がともに被害者として亡くなっていることがわかりました。そのため「三角関係を一気に解消しようとした」ことが犯行の動機とみて、奥西を追及しました。

奥西は当初、犯行を行ったのは自分の妻だと主張していましたが、翌日には自分が混入したと自白し、逮捕されました。しかし、逮捕後の取り調べ中から犯行否認に転じ、その後の裁判でも一貫して無罪を主張し続けましたが、最高裁判所で死刑が確定しました。しかし再審請求をだし続け、ついに2015年89歳で病死しました。

この事件には確実な証拠がありません。検察と弁護側が最後まで争ったのは、奥西がブドウ酒の瓶の口金を歯で開けたときについたとされる歯型でした。しかしこれは鑑定人によって奥西の歯並びと一致するというものと一致しないというものがありま

第5章 毒物の事故と事件

す。

また、ニッカリンTには固有の不純物が混じっているのですが、それがブドウ酒から検出されなかったことから、使われた農薬がはたしてニッカリンTだったかどうかが疑われます。

というように、科学的に見ると疑問の点があるようにも見えますが、一貫して重要だったのは、捜査段階の自白でした。帝銀事件と似た展開の事件です。

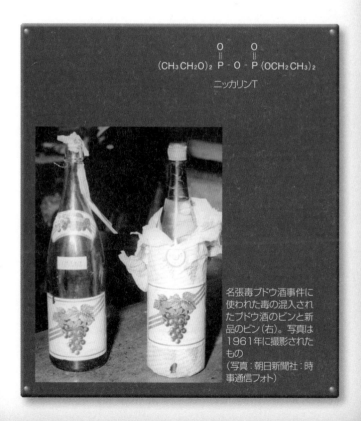

ニッカリンT

名張毒ブドウ酒事件に使われた毒の混入されたブドウ酒のビンと新品のビン(右)。写真は1961年に撮影されたもの
(写真:朝日新聞社:時事通信フォト)

11 | リシン暗殺事件

　これは国際的な暗殺の話です。東西冷戦の真っ最中の1978年9月、ロンドン橋のたもとのバス停でバスを待っている中年の男性がいました。男性の名前はゲオルギー・マルコフ氏。ブルガリア出身の小説家で、イギリスに亡命していました。

　そのとき、バス停にコウモリ傘をもった2人連れの紳士が通りかかりました。マルコフ氏とすれ違う際に傘の先端がマルコフ氏の太ももに当たりました。紳士はていねいに詫びて去ってゆきました。

　その晩からマルコフ氏は気分が悪くなり、高熱がでて、嘔吐し、翌日には入院しました。検査したところ、傘の当たった部位が炎症を起こし、リンパ節が腫れ上がっていました。傘から毒物が注入されたとしか思えない状態でした。マルコフ氏は襲撃されて2日目には血圧が下がり、脈動が激しくなり、3日目には尿がでなくなり、ついに血液を吐いて絶命しました。

　検査したところ、マルコフ氏のモモからも金属球が発見されました。それは、白金―イリジウムの合金でできた直径1.7mmの小さいものであり、中は中空になっていました。球の殻には直径0.4mmの穴が開き、そこはワックスで塞がれた跡がありました。内部から**リシン**が検出されました。コウモリ傘は金属球を打ちだす銃だったのです。

　被害者の体内に入った金属球は体温で温められ、表面のワックスが融け、リシンが浸出して被害者を殺すというしくみだったのです。

　たぶんこの暗殺法は、暗殺を命じた当局によって確実で有効

第5章 毒物の事故と事件

な方法と認められたのでしょう。1970年代から80年代にかけて、同様な暗殺事件が少なくとも6件明らかになったといいます。

どうもリシンは暗殺者好みの毒のようです。ニューヨークの国際貿易センタービルのテロで世界が震撼している2003年1月には、英国でリシンをもっているグループが摘発され、新たなテログループの策動か、と世界を驚かせました。

また、同じ年の11月には米国ホワイトハウスにリシン入りの手紙が送り届けられ、2004年の2月には米国上院議員に同様の手紙が送られる事件が起きています。

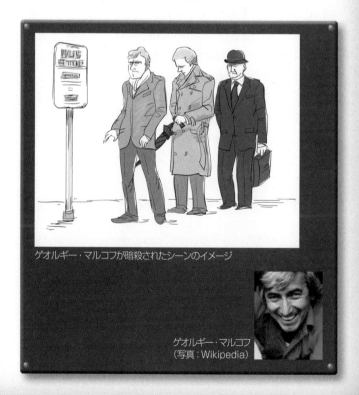

ゲオルギー・マルコフが暗殺されたシーンのイメージ

ゲオルギー・マルコフ
(写真:Wikipedia)

12 ポロニウム暗殺事件

　暗殺ついでといってはナンデスガ、もう1つ暗殺の話をご紹介しましょう。

　2006年11月、亡命ロシア人で元FSB（ロシア連邦保安局）中佐であった、アレクサンドル・リトビネンコ氏がロンドン大学付属病院で死亡しました。

　氏は2週間ほど前に友人とロンドンの寿司バーで食事したあと、家に帰ってから急に具合が悪くなり緊急入院したものです。生前、氏は毒を盛られたと訴えていたといいます。症状は急速に悪化し、それから12日後、ついに帰らぬ人となりました。

　症状は激しい嘔吐を繰り返し、短期間のうちに脱毛、衰弱し、昏睡するというもので、放射線障害に特有のものでした。検査したところ尿から**ポロニウム**Poが検出され、ポロニウムによる体内被爆による死であることが明らかとなったのです。

　調査したところ、寿司バーからもポロニウムが検出されました。また、リトビネンコ氏の奥さんからもポロニウムが検出されました。放射性物質による非常に広範囲な汚染が明らかになったのでした。

　氏はロシアにいたころ、FSBのなかでも極秘班である組織犯罪対策班に所属し、ロシア諜報組織内の汚職を調査していました。そのため、秘密情報の暴露を恐れた組織、あるいは個人による暗殺の可能性が囁かれました。

　それにしても、ポロニウムを使うというのは異常です。ポロニウムはキュリー夫人が発見し、故国ポーランドの名前をつけたことで有名な元素ですが、自然界における存在量は全元素中、も

第5章　毒物の事故と事件

っとも少ないといってよいほど希少な元素です。そのため、ポロニウムが必要なときには人工的につくることになります。原子炉で核反応によってつくるのです。

　ポロニウムの価格が、リトビネンコ氏の殺害に使われたぶんだけで40億、50億という天文学的な高額といわれるのはこのような事情によるものです。しかし、ポロニウムを個人の力で使うのは不可能であり、なんらかの国家意思のようなものが働いていたのではないかと思われます。

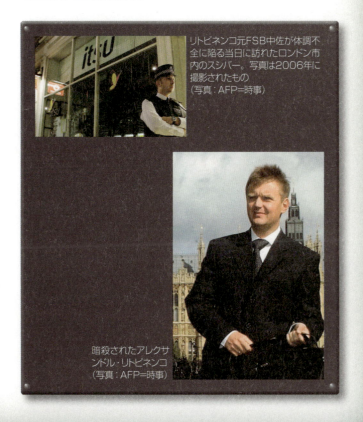

リトビネンコ元FSB中佐が体調不全に陥る当日に訪れたロンドン市内のスシバー。写真は2006年に撮影されたもの
（写真：AFP＝時事）

暗殺されたアレクサンドル・リトビネンコ
（写真：AFP＝時事）

167

13 パラコート連続殺人事件

　先に見たように、**パラコート**は除草剤ですが毒性が非常に強く、これまでに事故、事件、自殺によって数千人の人が命を失っているでしょう。

　そのようなパラコートを使った、連続無差別殺人事件が起こったのです。しかもその犯人はいまに至っても捕まっていないのです。

　連続殺人は1985年4月に始まりました。広島県の国道2号線を走っていたトラックの運転手（45歳）が、自販機でオロナミンCを買いました。ところが自販機の上に、別のオロナミンCが置いてありました。誰かが置き忘れたのだろうと思って、軽い気持ちでもち帰りました。ところがその拾ったビンを飲んだところ気分が悪くなりました。パーキングエリアまでなんとか車を走らせましたが、そこで意識を失い、そのまま2日後に亡くなりました。運転手の吐瀉物からパラコートが検出されました。

　これがパラコート無差別連続殺人事件の始まりでした。その後、9月11日三重県松坂市、9月19日福井県今立町、9月20日宮崎県都城市、9月23日大阪府羽曳野市などと、短期間のうちに多数の類似事件が発生しました。1985年の警察白書によると、同年に清涼飲料水などに農薬などの毒物が混入された事件は1都2府22県、78件におよび、17人が死亡しているといいます。

　そのなかには自殺の可能性のある事例もありますが、11件は他殺と断定されています。しかし、残念ながら、犯人は1人として特定されることはありませんでした。

　連続殺人事件とは関係ありませんが、1987年には愛媛県の中

第5章 毒物の事故と事件

学校で給食の味噌汁にパラコートが入れられるという事件が起こりました。

給食にだされた味噌汁を飲んだ43人が頭痛や吐き気を訴えたのです。調べたところ、味噌汁にパラコートが混入されていたことが明らかになりました。幸い、原因が早期にわかったことが救いとなり、被害者は胃洗浄に加えて人工透析を施され、全員が事なきを得ました。

犯人はその中学の女子生徒2人でした。2人はふだんから無視されるなど級友からのいじめに遭っており、それに対する仕返しのイタズラだったということでした。

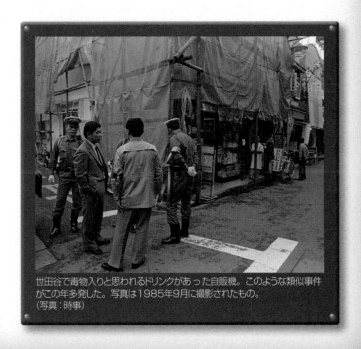

世田谷で毒物入りと思われるドリンクがあった自販機。このような類似事件がこの年多発した。写真は1985年9月に撮影されたもの。
(写真：時事)

169

14 | 沖縄トリカブト殺人事件

　効果が反対の毒を、両方同時に飲ませたら被害者はどうなるのか？　そんな恐ろしいことを実際に行った犯罪、それがこの犯罪でした。

　1986年5月20日、午後1時半ころ、沖縄県石垣島のホテルに30代の女性の4人グループがチェックインしました。

　グループは那覇発11時58分の飛行機に乗ってきました。ボーイに案内されて部屋に行く途中、まったく突然に女性の1人が急に苦しみだしました。吐き気を訴え、嘔吐を繰り返し、手足がしびれるといいます。急遽、救急車で病院に搬送されましたが、結局午後3時4分に死亡しました。

　遺体は解剖されましたが不審な点はなく、心不全として処置されました。しかし、女性の友人たちが納得せず、再検査を要求しました。その結果、ナント女性の血液からトリカブトの毒である**アコニチン**が検出されました。しかし、アコニチンは飲むと十数分で症状がでます。そのころ被害者は飛行機の中です。毒を飲むはずがありません。

　血液の精密な検査が行われました。その結果、ナント今度はフグ毒の**テトロドトキシン**が発見されたのです。先に見たように、アコニチンもテトロドトキシンも神経毒です。ただし、その機構はまったく反対です。

　犯人はこの、効果の反対な両方の毒を飲ませたのです。そこで動物実験が行われました。その結果、体内に入った両方の毒は互いに潰し合いをやることがわかりました。その結果、勝ち残ったほうの毒が被害者に対して「毒」としてはたらくのです。結果

第5章　毒物の事故と事件

が判明するまでには最長2時間ほどかかることがわかりました。

　以上のことから、警察は犯人として女性の主人である神谷力を逮捕しました。死んだ妻とは新婚旅行で沖縄にきたのであり、妻には1億8千5百万円という法外な生命保険がかけられていました。しかも神谷はこれが3回目の結婚であり、以前の2人の妻も突然死でした。死因は2人とも心筋梗塞であり、なにかの毒物による他殺を疑ってもよいようなものでした。

　神谷は裁判で完全に否認しました。しかし、数々の状況証拠から、(少なくとも)沖縄での殺人の犯人と認定され、最高裁判所で無期懲役を宣告されました。そして2012年、大阪医療刑務所で病死しました。73歳でした。

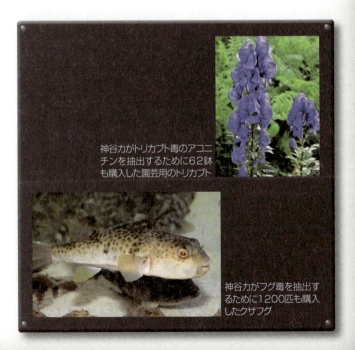

神谷力がトリカブト毒のアコニチンを抽出するために62鉢も購入した園芸用のトリカブト

神谷力がフグ毒を抽出するために1200匹も購入したクサフグ

15 和歌山毒カレー事件

　ほとんどすべての殺人事件は特定の個人を対象にするものですが、本事件は不特定（多数）を対象としたもののようであり、その意味で特異な事件でした。

　事件は1998年7月起こりました。和歌山県園部市では恒例の自治会の夏祭りが行われました。いつもの年と同様に、自治会差し入れの、会員手づくりのカレーもだされました。

　ところが、突然、何人かが激しい腹痛と吐き気に襲われたのです。夏によくある食中毒と思われました。ところが、不調を訴える人が次々と現れ、食中毒とは思われない状況となりました。結局、病院に搬送されて治療を受けた人は67人にのぼり、そのうち4人の男性が亡くなるという大惨事に発展したのでした。

　病理検査の結果、患者から**ヒ素**が検出されるにおよんで、一連の食中毒様患者はすべてがヒ素中毒によるものと断定されました。しかし、犯人を特定するためには、

①毒物を混入したことを証明する

②その毒物が被害者に害を与えた毒物であることを証明する

ことが必要になります。ところが今回の事件では、犯人が毒を入れた現場を見た人は誰もいません。しかし、怪しいそぶりを見られたということで林真須美が逮捕されました。真須美被告の夫（健治氏）はシロアリ退治の会社を経営しており、ヒ素はそのために使うもので、ヒ素の入手も使用も容易な環境にあったということも逮捕の原因になったでしょう。

　しかし、裁判で被告は完全否認しました。そこで検察は②の問題点から被告を責めることにしました。そのために用いたのが

第5章 毒物の事故と事件

同位体です。元素には同じ元素でも重さの異なる同位体があり、その同位体の混合割合はその元素の産地によって微妙に異なります。したがって、両方のヒ素の同位体の存在度を測れば、同じかどうかは"ある程度"判断できます。このためにスプリング8という最新鋭の機器が用いられました。その結果は、両方のヒ素は「同じものである可能性が高い」というものでした。

裁判では最高裁で有罪死刑が確定しました。しかし被告は現在再審請求をだして係争中といいます。帝銀事件、名張毒ぶどう酒事件、沖縄トリカブト事件といい、毒物による殺人事件は、スッキリと解決するのが難しいようです。毒物事件は今後も続くのかもしれません。

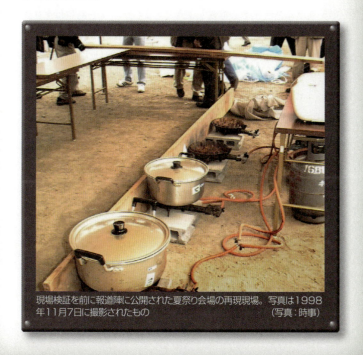

現場検証を前に報道陣に公開された夏祭り会場の再現現場。写真は1998年11月7日に撮影されたもの　　　　　　　　　　　　（写真：時事）

16 タリウム事件

タリウムは毒性の強い元素ですが、その効果には特異性が少なく、容易に毒殺とわからないところがあります。そのため、実際にはタリウムで殺されたのに、病死扱いにされた被害者は意外に多いのかもしれません。タリウムが発見されてからは、それまで暗殺の主役だったヒ素は「愚者の毒」としてさげすまれました。ヒ素の殺人はすぐバレルのです。しかし、タリウムを用いればバレナイのです。

2005年10月、静岡県で高校3年の女子高生が実の母親に毒物のタリウムを飲ませて毒殺しようとしました。女子高生はタリウムを母親に少量ずつ飲ませ、母親に現れる症状の経過を冷静に観察して記録していました。容態を崩した母親は入院しますが、入院先でまでタリウムを飲ませ続け、観察を継続したといいますから、不気味な事件です。

用いた酢酸タリウム(CH_3CO_2)$_2$Tlは近くの薬局から購入したといいます。しかし酢酸タリウムは劇物で18歳未満への販売が禁止されていますので、その薬局も処罰されました。

少女は精神鑑定を受け、アスペルガー症候群と認定されました。これは自閉症の一種ですが、知能に遅れはないので発見が難しいといいます。アスペルガー症候群を含む「高機能広汎性発達障害」の子供は250人に1人の割合でいるといいます。しかし、このように広範な網をかぶせて障害者をつくった日には、世の中、障害者だらけになってしまいそうです。私など十重に二十重に網をかぶせられて、医学上稀有な珍獣扱いをされるかもしれません。

2015年1月、名古屋大学の女学生が77歳の女性を撲殺した件

第5章　毒物の事故と事件

で逮捕されました。ところが調べて見ると、彼女が犯した犯罪はこれだけではありませんでした。高校時代を過ごした仙台で、同級生の男子に酢酸タリウムを摂取させたというのです。被害者は視力が極端に落ち、本人の表現によると「両目とも0.01から0.02くらい。白くモヤがかかったようで、色もはっきりしない。感覚を頼りにして歩いている」状態といいます。

　この事件も、仙台では事件扱いされませんでした。名大での事件が起こったから、くわしく調査され、その結果、犯罪が明らかになったのです。毒の事件の解明は難しいのです。

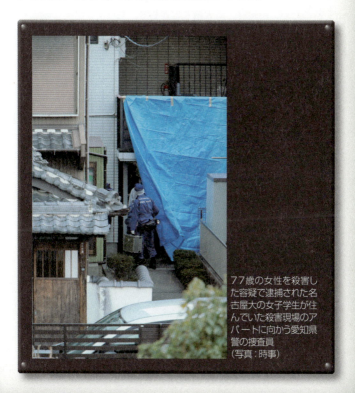

77歳の女性を殺害した容疑で逮捕された名古屋大の女子学生が住んでいた殺害現場のアパートに向かう愛知県警の捜査員
(写真：時事)

17 アスベスト発ガン事件

アスベストは石綿ともいい、鉱物ですが直径0.02〜0.35μm（髪の毛の5,000分の1）という非常に細い線維状のものが集まった構造です。そのため、通常の線維のように糸に紡糸することも、さらに布に編むこともできます。あるいはフェルトのようにして、ほかの物体に付着させることもできます。しかも鉱物ですから燃えず、また織物にしたら空気を含んで断熱性もでます。

そのため、断熱材、防火剤などとして、あらゆる建築に幅広く用いられました。学校の理科でも石綿金網として標準的に用いましたから、ご年配の方は覚えておられるでしょう。

ところが、このアスベストに強度の発がん性があることがわかりました。化学的な意味での発ガン性ではありません。空気に混じって肺に吸われ、肺胞に刺さって長い年月の間刺激を与え続けることよる物理的な発ガンです。ですから、ガンの種類もかぎられています。悪性中皮腫という肺に起こるガンです。

アスベストの困る点は、症状が現れるまでに長い潜伏期間があるということです。平均40年といいます。ですから、たとえ、アスベスト粉じんの舞う作業環境で労働していても、潜伏期間の間は、検査しても異常が現れないのです。発病してから初めて、「ああやっぱり」ということになりかねません。

現在ではアスベストを建材に使うことはありませんが、問題は、過去にアスベストを用いた建築物です。このような建築物は老朽化し、破壊、建て替えの時期を迎えています。このような工事には、アスベストの粉じんがでます。作業場は厳重に隔離して粉じんが環境にでないように注意する必要があります。

第5章 毒物の事故と事件

「細く鋭いもの」はアスベスト以外にもあります。現在流行のナノテク素材といわれるカーボンナノチューブはまさしく長く細い素材です。まだ、一般にでまわってはいませんが、これを吸い込まないように、十分に注意すべきであると警告する研究者もいます。

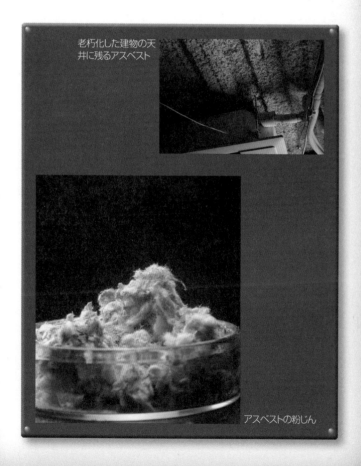

老朽化した建物の天井に残るアスベスト

アスベストの粉じん

18 | 毒入り輸入餃子事件

　中華料理は日本人になじみ深いものであり、日本料理の原点の1つでもあると考えられています。ところが、その中華料理およびその食材がトンデモナイ事態になっていました。それを明らかにしたのが毒入り餃子事件でした。

　2007年12月と2008年1月、兵庫県と千葉県にかけて、中国産の冷凍餃子を食べて中毒症状が現れる事例が頻発しました。発端は千葉県で起こった食中毒事件で、女児1人が一時意識不明の重体となりました。調べたところ、原因は中国原産の冷凍餃子であり、そこから有機リン系の殺虫剤**メタミドフォス**が検出されました。

　メタミドフォスはリンを含む、サリンと同類の毒物ですから、殺虫効果はあるに決まっていますが、そのあまりの毒性の強さのため、日本では毒物扱いされ、農薬として許可されないものでした。

　ところが、それからまもない2008年2月、今度は福島県で同じような中毒事例が発生しました。原因はやはり中国産の冷凍餃子です。しかし、今度は毒物が違っていました。今回の毒物は、**ジクロルボス、パラチオン、パラチオンメチル**の計3種類の有機リン系化合物でした。

　このうち、パラチオンとパラチオンメチルは、日本では毒性が強いため1971年に使用が禁止され、中国でも2007年に使用が禁止されたはずでした。ジクロルボスは毒性が強いため、農作物への使用には厳重な規制が設けられていました。しかし、今回の餃子にはその規制値を超える量のジクロルボスが検出されたのでし

た。

　このような一連の事件によって中国産食林への信頼感は損なわれ始めました。そこに加えて、毛髪からつくった人毛醬油、下水の表面に浮かぶ油を精製したという地溝油など、風評か？　としか思えないような事例が明らかにされ、中国の食材だけでなく、中国の社会そのものに対する疑念が深まりました。

　2016年現在の中国の衛生、環境意識への懸念はさらに深まっているといってよいでしょう。大気汚染はその一例にしかすぎません。大気は地球を循環します。汚染は中国一国にとどまりません。隣国へ波及します。

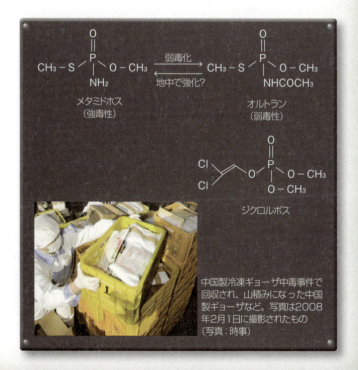

中国製冷凍ギョーザ中毒事件で回収され、山積みになった中国製ギョーザなど。写真は2008年2月1日に撮影されたもの（写真：時事）

19 メラミン入り粉ミルク事件

　毒入り餃子問題で中国産食材の殺虫剤汚染が懸念されている最中、今度は中国本土で乳児用粉ミルクが問題になりました。なんと、粉ミルクにメラミンが混入されていたというのです、それで多くの乳児が肝臓障害を起こしたとされます。

　読者の方々は**メラミン**といわれても、ナンノコッチャ？　と思われるのではないでしょうか？　実は私もそうでした。"メラミン"で思いだすのはコタツの上に置くコタツ板がメラミン樹脂製だったということくらいです。

　ところがそれが正解だったのです。なんと赤ちゃん用の粉ミルクの中に、あのメラミン樹脂の原料のメラミンが混入されていたのです。なぜでしょう？　私はここに中国流思考法の怖さを見る気がします。

　問題は複雑であり、日本でいう「風が吹けば桶屋がもうかる」式のことになります。そもそもは中国の酪農業者が牛乳の量をごまかすために、牛乳に水を加えて（水増し）出荷したことに始まります。これを防止するため、当局は出荷される牛乳中のタンパク質量を検査することにしました。

　しかし、広い中国でそんなことは不可能です。そこでタンパク質に含まれる窒素の量で代用することにしたのです。もう明らかです。メラミンには1分子中に6個もの窒素原子Nが含まれています。窒素含有量としては全分子中最大クラスでしょう。

　これを混ぜれば（不正）牛乳中の窒素量は増大し、結局、タンパク質量も十分だ、ということになるのです。しかし、こんなことに気づいて、しかもそれを利用しようなどと考えるのは化学の

第5章　毒物の事故と事件

知識をもっている人間であり、しかも、"そのこと"しか考えないイビツな思考法の人間です。"アタリマエ"の化学者なら、メラミンの有害性、毒性がまず頭によぎるはずです。

あたり前の教育システムで教育を受けたのなら、なにより先にそのことが「頭に浮かぶ」はずです。そうでなかったというのは、もしかしたら、中国の「教育システム」に根本的な欠陥があるのでは？　と思ってしまいます。

しかし、このような問題は、スケールは違いますが、戦中の日本、原子爆弾開発中のアメリカでも起こっていたことです。歴史は何度でも繰り返されます。せめて拡大再生産されないように願うだけです。

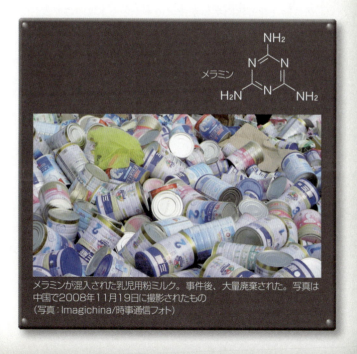

メラミンが混入された乳児用粉ミルク。事件後、大量廃棄された。写真は中国で2008年11月19日に撮影されたもの
（写真：Imagichina/時事通信フォト）

20 有機塩素化合物発ガン事件

2012年、大阪の印刷会社で起こった事件です。1996年以降、同社の従業員のうち17人が胆管がんにかかり、うち9人が死亡していることが明らかになりました。調べてみると、似た事件はこの会社だけでなく、全国的に起こっていることがわかり、問題となりました。

原因はインクを落とす洗浄剤である **1,2-ジクロロプロパン**や**ジクロロメタン**などの有機塩素化合物でした。これらは強い発がん性があることが知られています。問題になった印刷工場では、これらの危険な化合物の気体が換気の不十分な工場内に充満していたことがわかりました。

ここで問題になった有機塩素化合物はいずれも沸点が低く、気体になりやすいものです。そのため、すぐ乾くようにと洗浄に使われるわけです。このような有機塩素化合物は機械類の洗浄や、ドライクリーニングにも使われていた経緯があり、それぞれの業界でも問題が起こっています。

たとえば工場が閉鎖されて跡地をほかの用途に使おうとした場合に、そこから基準値以上の**トリクロロエチレン**などの有機塩素化合物が検出されるような例です。このような場合の対策はいくつかあります。

1つは、汚染された土壌を除去し、代わりに清浄な土壌を入れることです。しかし、除去した汚染土の処理が新たな問題となります。また、土壌中の汚染気体を吸収し、活性炭に吸着除去する手段もありますが、汚染された活性炭の処理が問題になります。

最近開発されたのは細菌による分解です。汚染ガスを吸引し、

それを細菌に分解させると、二酸化炭素と塩化水素（塩酸）に分解してくれるといいます。細菌の力の大きさにあらためて驚きます。

　水道水にも有機塩素化合物が含まれている可能性があります。これは植物が枯死し、分解したときにできる腐植質や都市排水などの中にある有機物質が、水道水をつくる過程の塩素処理によって変化してできるものです。しかし、水道水中に含まれるすべての有機塩素化合物の量は、水質基準値以下に抑えられているはずであり、その意味では問題ないとみてよいでしょう。

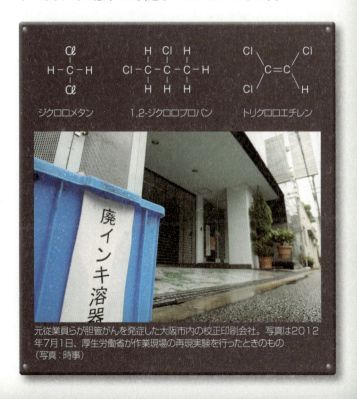

元従業員らが胆管がんを発症した大阪市内の校正印刷会社。写真は2012年7月1日、厚生労働省が作業現場の再現実験を行ったときのもの（写真：時事）

21 パーティー気体事件

　2015年テレビ番組の制作中に12歳のアイドル少女がヘリウムガスHeを吸いすぎて昏倒し、意識不明となり、その後も数日間体に麻痺が残るという事件が起きました。原因は脳空気塞栓症ということで、脳の血管に空気（**ヘリウム**）の泡が詰まり、血液の循環が悪くなって脳に行く酸素が不足したことによるものでした。

　医師によると、細い血管が詰まると軽いめまいや言語障害、手足のしびれなどが起きますが、大きな血管が詰まると意識不明、手足が動かないなどの症状になり、「死に至ることもある」ということです。

　ヘリウムを吸うと声の音程が高くなるので、パーティグッズとして市販されています。これは音の伝わる速度、音速が空気中とヘリウム中で違うためです。空気中の音速は340m/秒ですが、ヘリウム中では1000m/秒と約3倍になります。そのため音が高く聞こえるのです。しかし使用には十分な注意が必要です。

　また最近、「シバガス」などの名前で、自転車のタイヤの充填用として亜酸化窒素N_2Oを小型ボンベに入れたものが市販されているそうです。このガスを吸引すると顔の筋肉が弛緩して、あたかも笑っているように見えるところから「笑気ガス」と呼ばれますが、かつては全身麻酔薬として用いられた気体です。そのため販売には許可が必要です。

　これを吸うと幸せな気分になるとかで、かつてのシンナーや危険ドラッグの一種のような感覚で用いる人もいるようですが、大変に危険な行為です。日本ではまだ起きていないようですが、海外では命を落とした人もいるようです。

第5章　毒物の事故と事件

　肺における空気と静脈血の間の酸素交換は平衡反応です。平衡反応というのは、反応がどちらにも進行できるということです。もし、静脈血の酸素濃度が空気より低ければ、空気中の酸素が血液側に移動します。しかし、反対だったら、血液中の酸素が空気側にでてゆきます。これは血液中の酸素濃度が低くなることであり、いわば呼吸不全の症状と同じことです。

　シバガスに酸素は入っていません。こんなものを吸ったら、ただちに血液は酸素不足になり、体中の細胞が酸素不足になります。もちろん、脳も酸素不足になって異常な活動を起こします。それが幸せでもないのに幸福難を感じるという錯覚につながるのです。このような行為を繰り返すと脳に回復不可能なダメージを与えることになります。

　一時的におもしろいからといってバカバカしいことを行っていると、取り返しのつかないことが生じてしまいます。

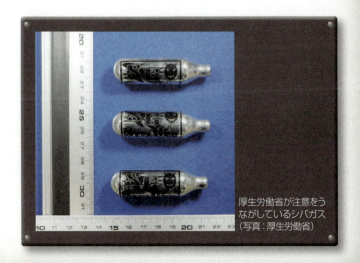
厚生労働省が注意をうながしているシバガス
(写真：厚生労働省)

185

22 | フッ化水素事件

　一般家庭にあるようなものではありませんが、大変に危険なものがあります。フッ素Fと水素Hの化合物**フッ化水素**HFです。塩素Clと水素の化合物HClが塩化水素と呼ばれ、その水溶液が塩酸と呼ばれるように、HFの水溶液は**フッ酸**と呼ばれます。

　フッ酸は大変に腐食性が高いので、ガラスのエッチングに用いられるほどです。家庭にはありませんが、これによる事故も事件も起きています。

　事故は歯科医で起きました。1982年、八王子市の歯科医が3歳の女児の歯に**フッ化ナトリウム**をNaFを塗りました。ところがこれが間違いで、NaFではなく、HFだったのです。

　HFは体内のカルシウムCaと結合してCaF_2となります。体内で遊離しているCaで足りないと骨を分解（溶か）してCaを遊離させ、それと反応します。女児はあまりの痛さに診察台から転げ落ちたといいます。ただちに救急病院に搬送されましたが、3時間後に亡くなりました。69歳の医師は通夜の席で自責の念から脳血栓を起こして倒れ、その後亡くなりました。

　一方、事件は2013年静岡県で起きました。会社勤めの女性が帰宅のため、靴を履きかえて歩いていたところ、左足先に劇痛を覚えました。がまんできずに、たまたま近くにあった医院に駆け込んで診てもらったところ、左足の指先5本が壊死していました。結局5本の指の先を切断することとなり、全治3カ月の重傷でした。

　犯人は同僚の男性でした。この男は被害者の女性に気があったようですが相手にしてもらえないのを根にもって、会社で業務用として使っていたフッ酸を女性の靴の内側に塗ったというもの

でした。男はこの事件以前にも同じことをやっており、そのときは女性は被害届をだしていなかったといいます。男は殺人容疑で逮捕されました。

韓国でも大きな事故が起こっています。2012年、韓国慶尚北道の亀尾国家産業団地にある化学製品・化粧品製造会社の工場で起きました。フッ酸をタンクローリーから工場内へ供給中に、作業員のミスから爆発したものです。

死亡者5人のほかに、消防隊員など3000人以上が負傷しました。

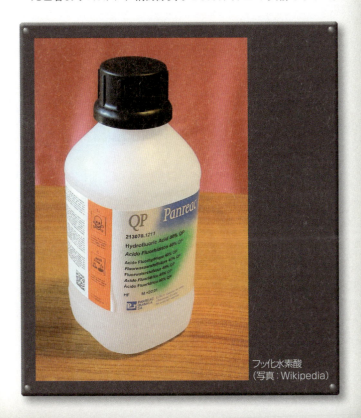

フッ化水素酸
(写真：Wikipedia)

《 参 考 書 籍 》

『身のまわりの毒』	Anthony T. Tu/ 著 (東京化学同人、1988)
『生物毒の世界』	日本化学界／編 (大日本図書、1992)
『続 身のまわりの毒』	Anthony T. Tu/ 著 (東京化学同人、1993)
『急性中毒情報ファイル』	大垣市民病院薬剤部／編 (廣川書店、1996)
『有毒・有害物質がわかる辞典』	吉岡安之／著 (日本実業出版社、1996)
『暮らしに潜む危ない化学物質』	吉岡安之／著 (日本実業出版社、1997)
『事件から見た毒』	Anthony T. Tu/ 著 (化学同人、2001)
『最新薬理学』	長坂孝文、重信弘毅編集 (廣川書店、2002)
『目で見る機能性有機化学』	齋藤勝裕／著 (講談社、2002)
『図解雑学 毒の化学』	船山信次／著 (ナツメ社、2003)
『キャサレット&ドール・トキシコロジ』	Curtis D. Klaassen/ 編、仮家公男・佐藤哲夫。 高橋道人・野口英世総監／訳 (サイエンティス社、2004)
『図解雑学 薬のしくみ』	赤羽悟美／著 (ナツメ、2005)
『生命化学』	齋藤勝裕・尾崎昌宣／著 (東京化学同人、2005)
『へんな毒すごい毒』	田中真知／著 (技術評論社、2006)
『絶対わかる生命化学』	齋藤勝裕・下村吉治／著 (講談社、2007)
『猛毒動物最恐50』	今泉忠明／著 (SB クリエイティブ、2008)
『毒と薬のひみつ』	齋藤勝裕／著 (SB クリエイティブ、2008)
『気になる化学の基礎知識』	齋藤勝裕／著 (技術評論社、2009)
『有害物質の疑問100』	齋藤勝裕／著 (SB クリエイティブ、2010)
『放射能の基礎知識』	齋藤勝裕／著 (SB クリエイティブ、2011)
『有機化合物の働き』	齋藤勝裕／著 (SB クリエイティブ、2011)
『毒の事件簿』	齋藤勝裕／著 (技術評論社、2012)
『毒の科学』	船山信次／著 (ナツメ社、2013)
『科学者も知らないカガクのはなし』	齋藤勝裕／著 (技術評論社、2013)
『脳を惑わす薬物とくすり』	齋藤勝裕／著 (C＆R 研究所、2015)
『本当はおもしろい化学反応』	齋藤勝裕／著 (SB クリエイティブ、2015)

索 引

英数字

1,2-ジクロロプロパン	182
2,4-D	114
BHC	116
DDT	116
LD_{50}	16
LSD	48
NOx	138
PCB	104
SOx	138
VX	13、18、20、110
α-アマニチン	44

あ

アコニチン	12、24、170
亜酸化窒素	184
アスベスト	176
アセトアルデヒド	128
アトロピン	13、36、40
アナフィラキシーショック	80、94
アフラトキシン	48
アミグダリン	38
アンフェタミン	132
一酸化炭素	12
イルジン	45
エタノール	128
エフェドリン	132
エラブトキシン	82
オカダ酸	60
オルトラン	118
オレアンドリン	39

か

カドミウム	102
カーバメート系	118
カンタリジン	146
キシレン	124
棘毒	58

クリチジン

クリチジン	43
コデイン	130
コニイン	28
コプリン	46
コリアミルチン	36
コルヒチン	34
コンバラトキシン	34

さ

サキシトキシン	60
酢酸エチル	124
酢酸タリウム	18、174
サッカリン	122
サプロール	112
サポニン	70
サリン	13、18、20、110
シアン化カリウム	16、98
シアン化ナトリウム	98
シアンヒドリン	38、159
シガトキシン	54
ジギトキシン	40
シクトキシン	36
ジクロルボス	178
ジクロロメタン	182
ジコノタイド	62
シプリノール硫酸エステル	57
シュウ酸カルシウム	40
出血毒	78
神経毒	78、82
水銀	150、152
スクラロース	123
スクロース	122
スコポラミン	36
スミチオン	118
ズルチン	122
青酸ガス	159
青酸カリ	12、16、18、98

青酸ソーダ	98
世界五大毒	26
セロトニン	64、92
ソマン	110
ソラニン	32

た

タール	126
ダイオキシン	18、105
ダニコール	112
タリウム	102、174
タンパク毒	90
チクロ	122
ディルドリン	116
テタヌストキシン	18、76
テトラヒドロカンナビノール	126
テトロドトキシン	
12、14、18、52、64、86、170	
ドーパミン	64
ドーモイ酸	61
トリクロロエチレン	182
トルエン	124

な

鉛	102、148、154
ニコチン	18、28、120、126
ニッカリンT	162
ネオニコチノイド	120
ノルゾアンタミン	68

は

麦角菌	48
バトラコトキシン	84
パラコート	168
パラチオン	178
パラチオンメチル	178
パリトキシン	18、54
ハロゲン	108
ヒスタミン	92

ヒ素	100、144、146、160、172
ブタキロサイド	32
フッ化水素	108、186
フッ化ナトリウム	186
フッ酸	186
ブフォトキシン	84
ブレベトキシン	60
フロン	140
ペプチド	63
ヘモトキシン	87
ヘリウム	184
ヘロイン	130
ベンレート	112
放射性物質	136
ホスゲン	106
ボツリヌストキシン	18、74
ホモバトラコトキシン	89
ポリクロロビフェニル	104
ホルムアルデヒド	128
ポロニウム	166

ま

マイコトキシン	42
マラソン	118
メタノール	124、128
メタミドフォス	178
メタンフェタミン	132
メラミン	180
モルヒネ	130

ら

ラウンドアップ	114
ラジウム	156
リコリン	30、34
リシン	18、26、164
リゼルグ酸	48
リゼルグ酸ジエチルアミド	48
硫化水素	106

サイエンス・アイ新書 発刊のことば

「科学の世紀」の羅針盤

20世紀に生まれた広域ネットワークとコンピュータサイエンスによって、科学技術は目を見張るほど発展し、高度情報化社会が訪れました。いまや科学は私たちの暮らしに身近なものとなり、それなくしては成り立たないほど強い影響力を持っているといえるでしょう。

『サイエンス・アイ新書』は、この「科学の世紀」と呼ぶにふさわしい21世紀の羅針盤を目指して創刊しました。情報通信と科学分野における革新的な発明や発見を誰にでも理解できるように、基本の原理や仕組みのところから図解を交えてわかりやすく解説します。科学技術に関心のある高校生や大学生、社会人にとって、サイエンス・アイ新書は科学的な視点で物事をとらえる機会になるだけでなく、論理的な思考法を学ぶ機会にもなることでしょう。もちろん、宇宙の歴史から生物の遺伝子の働きまで、複雑な自然科学の謎も単純な法則で明快に理解できるようになります。

一般教養を高めることはもちろん、科学の世界へ飛び立つためのガイドとしてサイエンス・アイ新書シリーズを役立てていただければ、それに勝る喜びはありません。21世紀を賢く生きるための科学の力をサイエンス・アイ新書で培っていただけると信じています。

2006年10月

※サイエンス・アイ(Science i)は、21世紀の科学を支える情報(Information)、
知識(Intelligence)、革新(Innovation)を表現する「 i 」からネーミングされています。

SB Creative

サイエンス・アイ新書
SIS-349

http://sciencei.sbcr.jp/

毒の科学
身近にある毒から人間がつくりだした化学物質まで

2016年2月25日　初版第1刷発行

著　者	齋藤勝裕
発行者	小川　淳
発行所	SBクリエイティブ株式会社
	〒106-0032　東京都港区六本木2-4-5
	編集：科学書籍編集部
	03(5549)1138
	営業：03(5549)1201
装丁・組版	株式会社エストール
印刷・製本	図書印刷株式会社

乱丁・落丁本が万が一ございましたら、小社営業部まで着払いにてご送付ください。送料小社負担にてお取り替えいたします。本書の内容の一部あるいは全部を無断で複写（コピー）することは、かたくお断りいたします。

©齋藤勝裕　2016 Printed in Japan　ISBN 978-4-7973-8634-9

SB Creative